药学精品实验教材系列

总主编　戚建平　张雪梅

Experimental Guidance for Pharmaceutical Analysis

药物分析实验指导

U0258117

主　编　梁建英

副主编　李　嫣

编　者(按姓氏音序排列)

曹志娟　姜琳琳　李　嫣

梁建英　邹　艳

復旦大學出版社

F总序
Foreword

　　随着生物医药行业的飞速发展,药学专业既充满了机遇,也面临着诸多挑战。《"健康中国 2030"规划纲要》明确提出,到 2030 年实现制药强国目标。由制药大国向制药强国迈进,必须人才先行。药学专业担负着为医药行业培养专业人才的使命,要为加快实现制药强国的目标奠定坚实的人才基础。

　　药学是一门基于实践的应用型学科,要求学生不仅要系统掌握药学各分支学科的基本理论和基础知识,更强调学生应掌握扎实的实验技能。药学的创新源于实践,同时依赖于实践来完成,因此实验教学在培养学生创新精神、创新思维和实践能力中起着重要作用。

　　在"双一流"高校建设中,如何贯彻先进的教育思想和理念、培养拔尖创新型人才,已成为目前药学教育的新挑战。我们在对医药行业现状进行广泛调研,充分了解产业需求的基础上,结合目前药学专业教学方案,充分融入近年来教学改革的实践经验,在上一版系列教材的基础上修订出版了这套"药学精品实验教材系列"。本系列教材的内容具有以下特色。

　　第一,注重创新人才培养,增加了更多设计性和综合性实验,提高学生的文献查阅能力、实验设计能力及创新能力,发挥学生的主观能动性和创造性。

　　第二,部分实验加入了课前预习,为学生主动学习提供便捷的知识来源,进一步提高课堂教学效果。

　　第三,重视图文并茂,增加了大量的流程图及装置图,为学生深刻掌握实验过程和机制提供有利条件。

　　第四,引入了一些新方法和新技术,使实验教学内容紧跟学科发展前沿。

第五，进一步对原有实验内容进行合理精减，删除一些陈旧的、不易开展的实验，精选一些可操作性、适用性、创新性强的实验。

本系列教材由复旦大学出版社出版，共有 6 本，包括《药物化学实验指导》《药物分析实验指导》《药剂学实验指导》《药理学实验指导》《生物化学实验指导》及《物理化学实验指导》，可作为药学专业课程的配套实验教材，供高等医药院校药学类专业学生使用，也可供成人高等学历教育选用。

本系列教材是在上一版的基础上结合参编者多年教学及科研经验的总结，部分实验是科研反哺教学的体现。教材将在教学实践的探索中边使用边修订、完善，以便紧跟各专业主干教材的不断更新，紧随各相关专业的最新发展。

戚建平　张雪梅

2023 年 6 月

前　　言

　　药物分析是研究与发展药品全面质量分析与控制的科学。编写本书的主旨是通过药物分析理论与实验课程的教学,培养学生的药品质量控制观念,使其具备研究探索药品质量规律的基本知识和实验技能,胜任药品研发、生产、供应和临床使用过程中的药品质量分析工作。

　　我国医药事业的不断发展、药品生产管理相关政策法规的不断完善、检测技术的不断提升对药品质量和安全保障提出了新的要求。为适应新形势下对药学类专业人才的要求,迫切需要对药物分析实验的教学内容进行调整和修订。

　　全书内容共分为五章:第一章为药物分析专业术语与规定。第二章为化学分析实验。第三章为仪器分析实验。第四章为药物分析实验。化学分析实验和仪器分析实验均由基础实验和进阶实验两部分组成。第五章选编了《中华人民共和国药典》中与药物分析实验内容密切相关的几个药物分析和药物分析相关指导原则。

　　本教材的编者均为长期从事分析化学和药物分析教学及科研工作的骨干教师。教材主要内容是根据药学专业的教学计划要求,结合教学实际情况,在前一版教材的基础上,依据《中华人民共和国药典》2020 版进行了修订和补充;增加设计性实验和综合性实验,引入一些新方法和新技术。旨在让学生在掌握基本的实验技能外,还能了解学科的新进展,加强学生的实验设计能力、综合知识运用能力和创新能力。

　　由于编者水平有限,教材中难免存在不足之处,敬请读者批评指正。

编者

2023 年 7 月

C目录
ontents

第一章　药物分析专业术语与规定

一、药物分析实验基本知识

(一) 药物分析的性质与任务

　　药物分析是利用分析测定手段,发展药物的分析方法,研究药物的质量规律,对药物进行全面检验与控制的科学,是我国药学专业规定设置的一门主要专业课程,是药学领域中一个重要的组成部分。本课程旨在培养学生的药品质量观念,使其掌握药物分析研究的方法和技能,具备从事药品质量研究及质量控制的基本理论知识和基本操作技能。其目的是控制药物的质量,保证用药的安全、有效及合理。

　　药物分析是运用物理学、化学、物理化学、生物学及微生物学的方法和技术来研究化学结构已经明确的合成药物、天然药物、生化药物、生物药物及其制剂的质量控制方法的一门学科。药物从研制开始,如化学合成原料药和生物制品的纯度测定、中药提取物中有效化学成分的测定等,都离不开具有高分离效能的分析方法来加以判断。药物结构或组成确定后,需要建立能有效控制药物性状、真伪、纯度、均一性、安全性和有效性的质量标准。通过执行科学合理的药品质量标准,可实现对药品质量和药品市场的监管,提高人民的健康水平。为了全面控制药品质量,还要与生产单位紧密配合,积极开展药物及其制剂在生产过程中的质量控制,严格控制中间体的质量,优化生产工艺条件,以促进生产和提高药品质量。同时也要与药品经营管理部门密切协作,注意考察药物在储存过程中的稳定性,以便采取科学、合理的储藏和管理方法,保证药品的质量。值得重视的是,药品质量的优劣和临床用药是否合理直接影响患者临床症状和治疗效果。因此,在临床实践中,开展治疗药物监测至关重要。监测体液药物浓度可评估药物及其代谢物的安全性、药物相互作用的可能性、治疗方案的合理性及患者对药物治疗的依从性等,有利于更好地指导临床用药,减少药物的不良反应。可见,药品的质量控制问题不是某一个单位、某一个部门、某一个学科可以单独完成的,它涉及药品的研究、生产、供应及使用等多个环节,而药物分析是有关各环节质量控制中所涉及的重要方法的学科。

药物分析的主要任务包括两个方面:一是药品的常规检验工作,如药物生产过程的质量控制、药物成品的化学检验、药物储存过程的质量考察等;二是体内药物分析工作,如测定药物在生物介质中的药物浓度,以了解药物在体内吸收、分布、代谢及消除等动力学过程,为安全合理用药提供信息。

药物分析实验是对理论课程的有力补充,通过实验课的学习让学生对理论知识的掌握更加扎实,能够从药物的结构出发,正确选择针对鉴别、检查、含量测定等不同检测项目的特异性分析方法,并熟悉药品检验的基本程序,使学生真正具备发现问题、解决问题的能力。

(二) 药品检验工作的基本程序

1. 取样　取样是从一批产品中按取样规则,抽取出一定数量具有代表性的样品,供检验用。取样时应先检查品名、批号、数量及包装等情况,符合要求后方可取样。固体原料药的取样须采用取样探子取样。取样量根据产品数量的多少而有所不同。取样应具有代表性,应全批取样、分部位取样。一次取得的药品至少可供 3 次检验用。

2. 鉴别　药物的鉴别是根据药物的特性,采用专属可靠的方法,证明已知药物真伪的试验。药品鉴别应根据其结构特征来进行试验方法的设计和建立,机制要明确,耐用性要好。还要注意结构相似药物可能存在的干扰。

3. 检查　药品标准中的检查项目是按照批准的来源、处方、生产工艺及储藏运输条件等所制订的质量控制指标。所以,药品的检查项目要结合生产工艺和供应过程中可能的变化,以及使用中安全性和有效性的要求,将能够反映药品质量稳定均一、有利于药品质量控制的项目和指标纳入药品标准，以保障药品的安全和有效。药品质量标准的检查项下，收载反映药品安全性、有效性的试验方法和限度以及均一性和纯度要求的内容。

4. 含量测定　药品（原料及制剂）中所含特定成分的绝对质量占药品总质量的分数被称为该成分的含量。药品的含量测定是指采用规定的试验方法对药品（原料及制剂）中有效成分的含量进行的测定，是评价药品质量、保证药品疗效的重要手段。含量测定必须在鉴别无误、杂质检查合格的基础上进行。凡采用理化方法对药品中特定成分的绝对质量进行的测定，都称为含量测定。凡以生物学方法或酶法对药品中特定成分以标准品为对照，采用量反应平行线测定法等进行的生物活性（效力）测定，都称为效价测定。

判断一个药物的质量是否符合要求，必须综合考虑药物的性状、理化常数、鉴别、检查与含量测定的检验结果。

5. 记录和报告　记录实验数据、书写实验报告是实验课教学的重要内容，必须认真对待。药品检验原始记录可以用表格形式进行书写。

（三）天平的使用及有效数字的处理

实验时需进行各种不同的称量操作，分析天平必不可少。电子天平按称量范围和精度可分为超微量天平、微量天平、半微量天平及常量天平。一般常用的电子天平精度为 0.1 mg 和 0.01 mg。

1. 天平的使用

（1）电子天平的使用：

1）水平调节：调整水平仪气泡至中间位置。

2）天平预热：天平开机后需预热 30 min 左右。

3）称量：将称量容器或称量纸置于称量盘上，关闭天平门。去皮，待显示器显示为零时，将待测量样品置于称量容器中或称量纸上，待显示器读数稳定时读数并移除样品。

（2）天平使用注意事项：

1）将天平置于稳定的工作台上，避免震动、气流及阳光照射，防止腐蚀性侵蚀。

2) 称量易挥发和具有腐蚀性的物品时,要盛放在密闭容器中。

3) 注意被称量物体的质量应在天平的最大载量之内,防止超载。

4) 被称量物品勿洒落在天平内,若不慎洒落,用软刷扫出。

5) 需定期对电子天平进行自校,保证仪器处于最佳状态。

2. 有效数字的处理　有效数字是指在分析工作中实际能测量到的数字。

1) 在记录有效数字时,规定只允许数的最末一位欠准,其误差是末位数的 ±1 个单位。确定有效数字的位数,要根据测量所能达到的准确度来考虑。所以,在记录测量值时,一般只保留一位可疑数值,不可夸大。例如,用万分之一精度天平称量,可以准确称量到 0.001 g,小数点后第 4 位有 ±1 的误差,记录时必须保留第 4 位。

2) 0~9 的 10 个数字中,只有 0 既可以是有效数字,又可以是只作定位用的无效数字,其余的数都只能作有效数字。

3. 有效数字的修约规则

1) 四舍六入五留双。测量值中被修约的那个数等于或小于 4 时舍弃;等于或大于 6 时进位;等于 5 且 5 后无数时,若进位后测量值的末位数成偶数,则进位,若进位后测量值的末位数成奇数,则舍弃。若 5 后还有数,说明修约数比 5 大,宜进位。

2) 只允许对原测量值一次修约至所需位数,不能分次修约。例如,将 2.154 91 修约为三位数,不能先修约成 2.155 后再修约成 2.16,只能一次修约为 2.15。

3) 运算过程中,为了减少舍入误差,可多保留一位有效数字(不修约),待算出结果后,再按修约规则,将结果修约至应有的有效数字位数。

4) 在修约标准偏差值或其他表示不确定度时,修约的结果应使准确度的估计值变得更差一些。例如,$S = 0.213$,若取两位有效数字,宜修约为 0.22,取一位则为 0.3。

4. 有效数字的运算法则　在计算分析结果时,每个测量值的误差都要传递到结果中去。必须根据误差传递规律,按照有效数字运算法则,合理取舍,才不至于影响结果的准确度。

1) 加减法是各数值绝对误差的传递,所以结果的绝对误差必须与各数中绝对误差最大的那个相当。通常为了便于计算,可按照小数点后位数最少的那个数保留其他各数的位数,然后再相加减。

2)乘除法是各数值相对误差的传递,所以结果的相对误差必须与各数中相对误差最大的那个相当。通常为了便于计算,可按照有效数字位数最少的那个数保留其他各数的位数,然后再相乘除。

(四) 药物分析专业术语与规定

1. 药品的外观、臭、味、溶解度以及物理常数等

1)外观性状是对药品的色泽和外表感观的规定,其中嗅与味是药品本身所固有的,可供制剂开发时参考。

2)溶解度是药品的一种物理性质。各品种项下选用的部分溶剂及其在该溶剂中的溶解性能,可供精制或制备溶液时参考;对在特定溶剂中的溶解性能需作质量控制时,在该品种检查项下另作具体规定。药品的近似溶解度以下列名词术语表示(表1-1)。

表1-1 溶解度术语

术语	含 义
极易溶解	系指溶质 1g(1ml)能在溶剂不到 1ml 中溶解
易溶	系指溶质 1g(1ml)能在溶剂 1～不到 10ml 中溶解
溶解	系指溶质 1g(1ml)能在溶剂 10～不到 30ml 中溶解
略溶	系指溶质 1g(1ml)能在溶剂 30～不到 100ml 中溶解
微溶	系指溶质 1g(1ml)能在溶剂 100～不到 1000ml 中溶解
极微溶解	系指溶质 1g(1ml)能在溶剂 100～不到 10000ml 中溶解
几乎不溶或不溶	系指溶质 1g(1ml)在溶剂 10000 中不能完全溶解

试验法:除另有规定外,称取研成细粉的供试品或量取液体供试品,于(25±2)℃一定容量的溶剂中,每隔5min强力振摇30s;观察30min内的溶解情况,如无目视可见的溶质颗粒或液滴,即视为完全溶解。

2. 储藏项下的规定
系为避免污染和降解而对药品储存与保管所作的基本要求,以下列名词术语表示(表1-2)。

表 1-2　储藏项下规定

术语	含　义
避光	系指用不透光的容器包装,例如棕色容器或黑色包装材料包裹的无色透明、半透明容器
避光	系指避免阳光直射
密闭	系指将容器密闭,以防止尘土或异物进入
密封	系指将容器密封,以防止风化、吸潮、挥发或异物进入
熔封或严封	系指将容器熔封或用适宜的材料严封,以防止空气与水分的侵入并防止污染
阴凉处	系指不超过 20 ℃
凉暗处	系指避光并不超过 20 ℃
冷处	系指 2～10 ℃
常温	系指 10～30 ℃

3. 检验方法和限度　《中华人民共和国药典》(简称《中国药典》)品种正文收载的所有品种,均应按规定的方法进行检验,采用《中国药典》规定的方法检验时,应对方法的适用性进行确认。如采用其他方法,应进行方法学验证,并与规定的方法比对,根据试验结果选择使用,但应以《中国药典》规定的方法为准。

原料药的含量(%),除另有注明者外,均按重量计。如规定上限为100%以上时,系指用《中国药典》规定的分析方法测定时可能达到的数值,为《中国药典》规定的限度或允许偏差,并非真实含有量;如未规定上限时,系指不超过 101.0%。

制剂的含量限度范围,系根据主药含量的多少、测定方法误差、生产过程不可避免偏差和储存期间可能产生降解的可接受程度而制定的,生产中应按标示量 100% 投料。如已知某一成分在生产或储存期间含量会降低,生产时可适当增加投料量,以保证在有效期内含量能符合规定。

4. 标准品和对照品　标准品与对照品系指用于鉴别、检查、含量或效价测定的标准物质。标准品系指用于生物检定或效价测定的标准物质,其特性量值一般按效价单位(或 μg)计,以国际标准物质进行标定;对照品系指采用理化方法进行鉴别、检查或含量测定时所用的标准物质,其特性量值一般按纯度(%)计。

标准品与对照品的建立或变更批号,应与国际标准品或原批号标准品、对照品进行对比,并经过协作标定,然后按照国家药品标准物质相应的工作程序进行技术审定,确认其质量能够满足既定用途后方可使用。

标准品与对照品均应附有使用说明书,一般应标明批号、特性量值、用途、使用方法、储藏条件和装量等。标准品与对照品均应按其标签或使用说明书所示的内容使用或储藏。

5.《中国药典》有关计量规定

(1)试验时的温度,未注明者,系指在室温下进行;温度高低对试验结果有显著影响者,除另有规定外,应以(25±2)℃为准。

有关的温度描述,一般以下列名词术语表示(表1-3)。

表1-3 温度术语

术语	温度(℃)
水浴温度	98~100
热水	70~80
微温或温水	40~50
室温(常温)	10~30
冷水	2~10
冰浴	约0
放冷	放冷至室温

(2)符号"%"表示百分比,系指重量的比例;但溶液的百分比,系指溶液100 ml中含有溶质若干克;乙醇的百分比,系指在20℃时容量的比例。此外,根据需要可采用下列符号:

1)%(g/g):表示溶液100 g中含有溶质若干克。

2)%(ml/ml):表示溶液100 ml中含有溶质若干毫升。

3)%(ml/g):表示溶液100 g中含有溶质若干毫升。

4)%(g/ml):表示溶液100 ml中含有溶质若干克。

(3)《中国药典》使用的滴定液和试液的浓度,以mol/L(摩尔/升)表示者,其浓度要求精密标定的滴定液用"XXX 滴定液(YYY mol/L)"表示;作其他用途不需精密标定其浓度时,用"YYY mol/L XXX 溶液"表示,以示区别。此处 XXX 代表溶液名称,YYY 代表摩尔浓度。例如,盐酸滴定液(0.1 mol/L),1.0 mol/L 盐酸溶液。

(4) 试验用水,除另有规定外,均系指纯化水。酸碱度检查所用的水,均系指新沸并放冷至室温的水。

(5) 液体的滴,系在 20 ℃时,以 1.0 ml 水为 20 滴进行换算。

(6) 溶液后记示的"(1→10)"等符号,系指固体溶质 1.0 g 或液体溶质 1.0 ml 加溶剂使成 10 ml 的溶液;未指明用何种溶剂时,均系指水溶液;两种或两种以上液体的混合物,名称间用半字线"-"隔开,其后括号内所示的":"符号,系指各液体混合时的体积(质量)比例。

(7) 乙醇未指明浓度时,均系指 95%(ml/ml)的乙醇。

(8) 酸碱性试验时,如未指明用何种指示剂,均系指石蕊试纸。

6. 准确度和试验精度

(1) 试验中供试品与试药等"称重"或"量取"的量,均以阿拉伯数码表示,其精确度可根据数值的有效数位来确定,如称取"0.1 g",系指称取重量可为 0.06～0.14 g;称取"2 g",系指称取重量可为 1.5～2.5 g;称取"2.0 g",系指称取重量可为 1.95～2.05 g;称取"2.00 g",系指称取重量可为 1.995～2.005 g。

"精密称定"系指称取重量应准确至所取重量的千分之一;"称定"系指称取重量应准确至所取重量的百分之一;"精密量取"系指量取体积的准确度应符合国家标准中对该体积移液管的精密度要求;"量取"系指可用量筒或按照量取体积的有效数位选用量具。取用量为"约"若干时,系指取用量不得超过规定量的±10%。

(2) 恒重,除另有规定外,系指供试品连续两次干燥或炽灼后的重量差异在 0.3 mg 以下的重量;干燥至恒重的第 2 次及以后各次称重均应在规定条件下继续干燥 1 h 后进行;炽灼至恒重的第 2 次称重应在继续炽灼 30 min 后进行。

(3) 试验中规定"按干燥品(或无水物,或无溶剂)计算"时,除另有规定外,应取未经干燥(或未去水,或未去溶剂)的供试品进行试验,并将计算中的取用量按检查项下测得的干燥失重(或水分,或溶剂)扣除。

(4)试验中的"空白试验",系指在不加供试品或以等量溶剂替代供试液的情况下,按同法操作所得的结果。含量测定中的"并将滴定的结果用空白试验校正",系指按供试品所消耗滴定液的量(ml)与空白试验中所消耗滴定液量(ml)之差进行计算。

二、实验数据的整理和表达

取得实验数据后,应进行整理、归纳,并以准确、清晰、简明的方式进行表达。通常有列表法、图解法和数学方程表示法等,可根据具体情况选用。

1. 列表法 列表法是以表格形式表示数据,具有简明直观、形式紧凑的特点,可在同一表格内同时表示几个变量间的变化情况,便于分析比较。制表时须注意以下几点。

(1)每张表格应有表号及完整而简明的表题。在表题不足以说明表中数据含义时,可在表格下方附加说明,如有关实验条件、数据来源等。

(2)将组数据中的自变量和因变量按定形式列表。自变量的数值常取整数或其他适当的值,其间距最好遵循一定规律,按递增或递减的顺序排列。

(3)表格的行首或列首应标明名称和单位。名称及单位尽量用符号表示,并采用斜线制,如 V/ml, P/MPa, T/K 等。

(4)同一列中的小数点应上下对齐,以便相互比较;数值为零时应记作"0"(根据精度要求有小数点要求),数值空缺时应记横划"——";若某一数据需要特殊说明时,可在数据的右上标位置作一标记,如" * ",并在表格下方附加该数据的处理方法或计算公式等说明信息。

2. 图解法 图解法是以作图的方式表示数据并获取分析结果的方法,即将实验数据按自变量与因变量的对应关系绘成图形,从中得出所需的分析结果。其特点是能够将变量间的变化趋势更为直观地显示出来,如极大、极小、转折点及周期性等。图解法在仪器分析中广泛应用,如用校正曲线法求未知物浓度,电位法中连续标准加入法作图外推求痕量组分浓度,电位滴定法中的 E - V 曲线法,一级微商法、二级微商法作图求滴定终点,分光光度法中利用吸收曲线确定光谱特征数据及进行定性定量分析,以及用图解积分法求色谱峰面积等。

对作图的基本要求:能够反映测量的准确度;能够表示出全部有效数字;易于从图上直接读取数据;图面简洁、美观、完整。作图时须使用坐标纸(手工绘图)或电脑专业绘图软件。作图时应注意以下几点。

(1) 作图时多采用直角坐标系。若变量之间的关系为非线性,可选用半对数或对数坐标系将其变为线性关系;有时还可采用特殊规格的坐标系,如电位法中连续标准加入法则要用特殊的格氏(Gran)计算图纸作图求解。

(2) 一般 x 轴代表自变量(如浓度、体积及波长等),y 轴代表因变量(仪器响应值,如电位、电流、吸收度及透光率等)。坐标轴应标明名称和单位,尽量用符号表示,并采用斜线制。在图的下方应标明图号、图题及必要的图注。

(3) 直角坐标系中两变量的全部变化范围在两轴上表示的长度应相近,以便正确反映图形特征。坐标轴的分度应尽量与所用仪器的分度一致,以便从图上任一点读取数据的有效数字与测量的有效数字一致,即能反映出仪器测量的精确程度。

(4) 作直线时,可将测量值绘于坐标系中形成系列数据点,按照点的分布情况作一直线。根据偶然误差概率性质,函数线不必通过全部点,但应通过尽可能多的点,不能通过的应均匀分布在线的两侧邻近,使所描绘的直线能近似表示出测量的平均变化情况。

(5) 作曲线时,在曲线的极大、极小或转折处应多取一些点,以保证曲线所表示规律的可靠性。若发现个别数据点远离曲线,但又不能判断被测物理量在此区域有何变化时,应进行重复实验以判断该点是否代表变量间的某些规律性。作图时,应将各数据点用铅笔及曲线板连接成光滑均匀的曲线,或使用专业软件拟合出曲线。

(6) 若需在一张图上绘制多条曲线时,各组数据点应选用不同符号,或采用不同颜色的线条,以便相互区别比较;需要标注时,尽量用简明的阿拉伯数字或字母标注,并在图下方注明各标注的含义。

三、滴定分析实验记录和报告示例

实验题目 1　盐酸标准溶液的配制与标定

实验日期：　　　　　　　　　记录人：

（1）实验目的（由学生填写）。

（2）实验原理（由学生填写）。

（3）仪器和试剂：

仪器：万分之一分析天平编号(12)、滴定管(50 ml)。

试剂：基准物硼砂、盐酸溶液(0.1 mol/L)。

（4）实验方法：参考讲义，简要描述。计算公式：

$$C_{HCl} = \frac{2 \times 1\,000 \times n_{1Na_2B_4O_7 \cdot 10H_2O}}{V_{HCl} \times M_{Na_2B_4O_7 \cdot 10H_2O}}$$

（5）实验现象：观察终点颜色、性状等。

（6）实验结果和数据处理：

1）称重：

编号	I	II	III	IV	V
（基准物＋称量瓶）初重(g)	15.9847	15.6023	15.2139	14.8234	14.4442
（基准物＋称量瓶）末重(g)	15.6023	15.2139	14.8234	14.4442	14.0577
基准物重(g)	0.3824	0.3884	0.3905	0.3792	0.3865

2）盐酸标准溶液滴定：

编号	I	II	III	IV	V
标准溶液终读数 V_1(ml)	19.08	19.36	19.48	18.94	19.25
标准溶液初读数 V_0(ml)	0.00	0.00	0.00	0.00	0.00
消耗盐酸标准溶液体积(ml)	19.08	19.36	19.48	18.94	19.25

3）结果和数据处理：

计算数据	Ⅰ	Ⅱ	Ⅲ	Ⅳ	Ⅴ
基准物重 m(g)	0.382 4	0.388 4	0.390 5	0.379 2	0.386 5
消耗标准溶液体积 V(ml)	19.08	19.36	19.48	18.94	19.25
标准溶液的浓度 C(mol/L)	0.105 1	0.105 2	0.105 1	0.105 0	0.105 3
平均值(mol/L)			0.105 1		
单次测量偏差 d	0	0.000 1	0	−0.000 1	0.000 2
相对平均偏差	$\overline{d}/\overline{x}\% = \dfrac{0.000\,4}{5 \times 0.105\,1} \times 100 = 0.076\%$				

（7）讨论与结果分析（由学生填写）。

实验题目2　比色法测定磺基水杨酸铁含量的条件筛选

实验日期：　　　　　　　　　记录人：

（1）实验目的（由学生填写）。

（2）实验原理（由学生填写）。

（3）仪器和试剂：

仪器：紫外分光光度计编号(12)、移液管、滴定管等。

试剂：Fe^{3+} 标准溶液（30 μg/ml）、10％氯化铵溶液、10％磺酸水杨酸溶液、10％氨水溶液。

（4）实验方法：参考讲义，简要描述。

（5）实验现象：观察颜色、性状等。

（6）实验结果和数据处理：（节选最大吸收波长确定数据，实验数据请见下表）

波长(nm)	A_1	A_2	A_3	平均值
380	0.376	0.378	0.379	0.378
390	0.469	0.470	0.471	0.470

续表

波长(nm)	A_1	A_2	A_3	平均值
400	0.529	0.527	0.526	0.527
410	0.584	0.580	0.583	0.582
420	0.610	0.611	0.615	0.612
430	0.605	0.604	0.601	0.603
440	0.570	0.568	0.573	0.570
450	0.520	0.522	0.515	0.519
460	0.448	0.435	0.450	0.444
470	0.372	0.368	0.370	0.370
480	0.290	0.286	0.293	0.290

实验结果见下图：

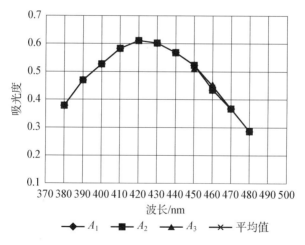

图×-×　磺基水杨酸铁条件筛选-最大吸收波长的确定

第一节　基础实验

实验一 ｜ 氢氧化钠滴定液的配制与标定

一、实验目的

（1）掌握配制碱滴定液和用基准物质标定碱滴定液浓度的方法。

（2）掌握滴定管的基本操作方法和使用酚酞指示剂判断酸碱滴定终点的方法。

（3）掌握分析天平的使用方法。

（4）熟悉用减量法精密称量固体物质的方法。

（5）掌握实验记录的标准书写方法。

二、实验原理/方法

氢氧化钠（NaOH）易吸潮，也易吸收空气中的二氧化碳（CO_2），以致常含有碳酸钠（Na_2CO_3）：

$$2NaOH + CO_2 \longrightarrow Na_2CO_3 + H_2O$$

因此，应采用间接法配制标准溶液，然后用基准物质标定其准确浓度。

配制 NaOH 滴定液常用两种方法。氯化钡法的原理如下：

$$Na_2CO_3 + BaCl_2 \longrightarrow 2NaCl + BaCO_3 \downarrow$$

最常用的是浓碱法：取 NaOH 饱和水溶液（因 Na_2CO_3 在饱和 NaOH 溶液中很难溶解），待 Na_2CO_3 沉淀后，量取一定量的上层澄清液，再稀释至所需浓度，即得不含 Na_2CO_3 的 NaOH 溶液。饱和 NaOH 溶液的摩尔浓度约为 20 mol/L。配制 NaOH 溶液（0.1 mol/L）1 000 ml，应取 NaOH 饱和水溶液 5 ml，为保证其浓度略大于 0.1 mol/L，故规定取 5.6 ml。

可以标定碱溶液的基准物质很多，如草酸（$H_2C_2O_4 \cdot 2H_2O$）、苯甲酸（C_6H_5COOH）、邻苯二甲酸氢钾（$HOOCC_6H_4COOK$）及氨基磺酸（NH_2SO_3H）等。最常用的是邻苯二甲酸氢钾。化学计量点时，由于弱酸盐的水解，溶液呈弱碱性，应选用酚酞为指示剂。滴定反应如下：

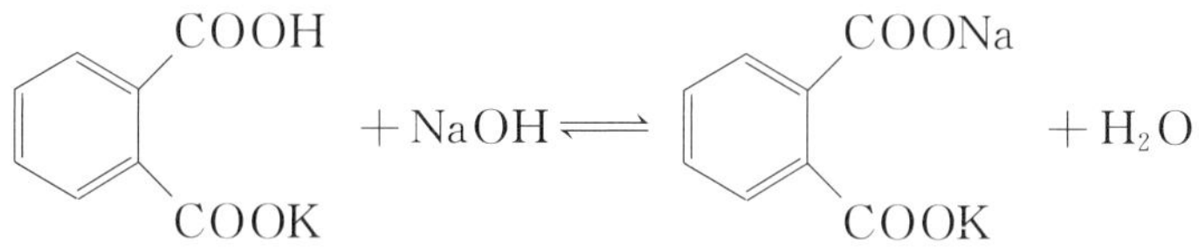

三、仪器和试药

1. **仪器**　万分之一分析天平，称量瓶，滴定管（50 ml 或 25 ml）[1]，锥形瓶（250 ml），量筒（100 ml、10 ml），烧杯（1 000 ml），聚乙烯塑料试剂瓶（500 ml）。

2. **试药**　氢氧化钠（分析纯），邻苯二甲酸氢钾（优级纯），酚酞指示剂（0.1％乙醇溶液）。

四、实验操作

1. NaOH 标准溶液的配制（浓碱法）

（1）NaOH 饱和溶液的配制：称取 NaOH 约 120 g，加蒸馏水 100 ml，振

---

[1]　滴定分析要求消耗滴定液的体积不小于 20 ml，因此可采用 25 ml 或 50 ml 的滴定管。但为了确保分析的准确度和精密度，往往要求消耗滴定液的体积更大些，故常用 50 ml 的滴定管。本书所用的滴定管如无特殊说明一般是指 50 ml 滴定管。

摇使溶液成饱和溶液。冷却后,置聚乙烯塑料试剂瓶中,静置数日,澄清后备用。

(2) NaOH 滴定液(0.1 mol/L)的配制:量取澄清的饱和 NaOH 溶液 2.8 ml,置聚乙烯塑料瓶中,加新煮沸放冷的蒸馏水 500 ml,摇匀即得。

2. NaOH 滴定液(0.1 mol/L)的标定 精密称取在 105～110 ℃下干燥至恒重的基准物邻苯二甲酸氢钾约 0.6 g(若使用 25 ml 滴定管,称取量应减少至 0.45 g)[1],置于 250 ml 锥形瓶中,加新煮沸放冷的蒸馏水 50 ml,小心振摇使之完全溶解,加酚酞指示剂 2 滴,用 NaOH 标准溶液(0.1 mol/L)滴定至锥形瓶中溶液呈淡红色,且 30 s 不褪色为终点。记录所消耗的 NaOH 标准溶液的体积。根据邻苯二甲酸氢钾的重量和所消耗 NaOH 标准溶液的体积,按下式计算 NaOH 滴定液浓度($M_{KHC_8H_4O_4} = 204.2$)。

$$c_{NaOH} = \frac{1\,000 \times m_{KHC_8H_4O_4}}{V_{NaOH} \times M_{KHC_8H_4O_4}} \qquad (公式\ 2-1)$$

平行操作 3～5 次[2],求出浓度的平均值及相对平均偏差或相对标准偏差。

五、注意事项

(1) 固体 NaOH 应在表面皿上或小烧杯中称量,不能在称量纸上称量。

(2) 滴定管在装满标准溶液之前,要用该溶液(7～8 ml)润洗滴定管内壁 3 次,以免改变标准溶液的浓度。

(3) 本实验滴定管一般建议采用聚四氟乙烯滴定管,也可使用碱式滴定管。滴定管使用前,先要检漏。如有漏液,对聚四氟乙烯滴定管的旋钮进行调整,使滴定管旋钮操作能够灵活控制液滴速度。

(4) 滴定之前,应检查碱式滴定管橡皮管内和滴定管管尖处是否有气泡,如有气泡应予排除。

1　在无特殊说明的情况下,本书所列取基准物或试样的量均适合于 50 ml 滴定管。使用 25 ml 滴定管时要适当减少称样量。

2　一般要求滴定液的标定平行操作 5 次,试样测定可进行 3 次。后面各实验中不再重复说明。

（5）盛装基准物的几个锥形瓶应编号,以免张冠李戴。

（6）在每次滴定结束后,应将标准溶液加至滴定管近零点再开始第 2 次滴定,以减小误差。

六、思考题

（1）配制碱滴定液时,直接用台秤称取固体 NaOH 是否会影响溶液浓度的准确度?能否用纸称取固体 NaOH?为什么?

（2）配制好的 NaOH 饱和溶液及 NaOH 滴定液为何要置于聚乙烯塑料试剂瓶中?可以用玻璃试剂瓶吗?为什么?

（3）滴定管在盛装滴定液前为什么要用该溶液润洗滴定管内壁 3 次?用于滴定的锥形瓶是否需要干燥?是否要用标准溶液润洗?为什么?

（4）溶解基准物 $KHC_8H_4O_4$ 所用水的体积是否需要准确?为什么?

（5）用 $KHC_8H_4O_4$ 为基准物质标定 NaOH 溶液($0.1\ mol/L$)的浓度,若计划消耗 NaOH 溶液约 22 ml,应称取 $KHC_8H_4O_4$ 多少克?

（6）称取的 $KHC_8H_4O_4$ 能否少于或多于 0.6 g?

（7）若 $KHC_8H_4O_4$ 的干燥温度高于 125 ℃,致使此基准物质中有少部分变成酸酐,用此基准物质标定 NaOH 溶液,其结果如何?

实验二 | 盐酸滴定液的配制与标定

一、实验目的

（1）掌握配制酸滴定液和用基准物质标定酸滴定液浓度的方法。

（2）巩固滴定管的基本操作方法和使用甲基红指示剂判断酸碱滴定终点的方法。

（3）巩固用减量法称量固体物质的方法。

（4）巩固实验记录的标准书写方法。

二、实验原理/方法

市售盐酸(HCl)为无色透明的 HCl 水溶液,HCl 含量为 $36\%\sim38\%$ (g/g),相对密度约 $1.18\,g/cm^3$。由于浓盐酸易挥发,因此配制盐酸标准溶液需用间接法配制。

标定盐酸的基准物质常用无水碳酸钠和硼砂等。

硼砂($Na_2B_4O_7 \cdot 10H_2O$)易于制得纯品,吸湿性小,摩尔质量大。但由于其含有结晶水,当空气相对湿度小于 39% 时,有明显的风化失水现象。因此,常置于相对湿度约 60% 的恒湿器(下置饱和的蔗糖和食盐溶液)中。硼砂是一种强碱弱酸盐,可以用盐酸标准溶液直接进行滴定,化学计量点时溶液的 pH 值为 5.1。因此,可以用甲基红做指示剂。

$$Na_2B_4O_7 + 2HCl + 5H_2O \Longrightarrow 4H_3BO_3 + 2NaCl$$

三、仪器和试药

1. **仪器** 万分之一分析天平,称量瓶,滴定管,锥形瓶(250 ml),量筒(100 ml、10 ml),烧杯(1 000 ml),试剂瓶(500 ml)。

2. **试药** 盐酸(分析纯),硼砂(优级纯),甲基红指示剂(0.1%乙醇溶液)。

四、实验操作

1. **盐酸滴定液(0.1 mol/L)的配制** 取盐酸约 4.5 ml,加水 500 ml 稀释,摇匀,储存于玻璃瓶中,即得。

2. **盐酸滴定液(0.1 mol/L)的标定** 精密称取硼砂 0.38 g 于 250 ml 锥形瓶中,加蒸馏水 20 ml,完全溶解后加 2 滴 0.1%甲基红指示液,用盐酸标准溶液(0.1 mol/L)滴定至溶液由黄色变为橙色,记录滴定所消耗盐酸滴定液的体积(V)。按下式计算盐酸滴定液的浓度($M_{Na_2B_4O_7 \cdot 10H_2O}$ =

381.37）。

$$c_{HCl} = \frac{2 \times 1\,000 \times m_{Na_2B_4O_7 \cdot 10H_2O}}{V_{HCl} \times M_{Na_2B_4O_7 \cdot 10H_2O}}$$　　　　（公式 2 - 2）

平行操作 3~5 次，求出浓度的平均值及相对平均偏差或相对标准偏差。

五、注意事项

（1）一般建议采用聚四氟乙烯滴定管，也可使用酸式滴定管。滴定管使用前，先要检漏。如有漏液，对滴定管的旋钮进行调整，使滴定管旋钮操作能够灵活控制液滴速度。

（2）滴定之前，应检查滴定管管尖处是否有气泡，如有气泡应予排除。

六、思考题

（1）配制盐酸滴定液时，浓盐酸的挥发是否会影响配制的滴定液浓度的准确度？

（2）用于滴定的锥形瓶在使用前是否需要干燥？是否要用滴定液润洗？为什么？

（3）溶解基准物硼砂所用蒸馏水是否需要精密量取？为什么？

（4）用硼砂为基准物质标定盐酸滴定液（0.1 mol/L）的浓度，若计划消耗盐酸溶液约 22 ml，应称取硼砂多少克？

（5）称取的硼砂能否少于或多于 0.38 g？

（6）硼砂如果直接暴露于空气中保存，有部分风化情况，用这种硼砂标定盐酸滴定液，其结果如何（偏高/偏低/无影响）？为什么？

实验三 | 苯甲酸的含量测定

一、实验目的

(1) 掌握应用酸碱滴定法测定溶液中弱酸含量的方法。

(2) 掌握移液管的基本操作方法。

(3) 熟悉强碱滴定弱酸时指示剂的选择。

二、实验原理/方法

苯甲酸(C_6H_5COOH)的离解常数 $K_a = 6.46 \times 10^{-5}$(25 ℃),可以用 NaOH 滴定液直接滴定,滴定反应为:

$$NaOH + C_6H_5COOH = C_6H_5COONa + H_2O$$

用 NaOH 滴定液(0.1 mol/L)滴定至化学计量点时 pH 值为 8.7,其 pH 值突跃范围为 7.7~9.7,通常选酚酞为指示剂,终点时溶液由无色变为淡红色。由于空气中的 CO_2 可使酚酞的红色褪去,故滴至溶液显微红色并在 30 s 内不褪色为止。

三、仪器和试药

1. **仪器**　滴定管,移液管(25 ml),锥形瓶(250 ml),量筒(50 ml)。

2. **试药**　NaOH 滴定液(0.1 mol/L),苯甲酸试样溶液(乙醇溶液,浓度待测),酚酞指示剂(0.1%乙醇溶液)。

四、实验操作

取洗净的 25 ml 移液管用少量待测的苯甲酸试样溶液润洗 3 次,然后精密量取 25.00 ml 苯甲酸试样溶液于 250 ml 锥形瓶中,加蒸馏水 25 ml,加酚酞指示剂 2 滴,用 NaOH 滴定液(0.1 mol/L)滴至淡红色,且在 30 s 内不褪色。按下式计算每 100 ml 苯甲酸试样含苯甲酸 C_6H_5COOH 的克数($M_{C_6H_5COOH}=122.12$)。

$$W_{C_6H_5COOH}\%(W/V) = \frac{c_{NaOH} \times V_{NaOH} \times M_{C_6H_5COOH}}{\dfrac{25.00}{100.00}} \times 100 \qquad (公式 2-3)$$

五、注意事项

移液管移取样品前,需要清洗干净,避免污染样液或者带入水分。

六、思考题

(1) 以 NaOH 滴定苯甲酸属于哪种类型的滴定? 化学计量点 pH 如何计算? 如何选择合适的指示剂?

(2) 移液管要先用待移取的苯甲酸液润洗 3 次才能准确移取,为什么? 若要用小烧杯从试样瓶中取约 100 ml 的苯甲酸试样,那么小烧杯是否也需用苯甲酸洗 3 次?

(3) 锥形瓶中加入蒸馏水时应使用移液管还是量筒? 为什么?

(4) 如果 NaOH 滴定液在保存过程中吸收了空气的 CO_2,用该滴定液测定苯甲酸含量时,以甲基橙及酚酞为指示剂分别进行滴定,测定结果是否相同? 为什么?

实验四 高氯酸滴定液的配制与标定

一、实验目的

(1) 掌握非水酸碱滴定法的原理和方法。

（2）掌握高氯酸滴定液配制与标定的方法。

（3）掌握运用空白试验进行实验结果校正的方法。

二、实验原理/方法

高氯酸（HClO₄）滴定液是非水滴定常用的滴定剂，常用邻苯二甲酸氢钾作为基准物质进行标定。以结晶紫为指示剂，终点时溶液由紫色变为蓝色。

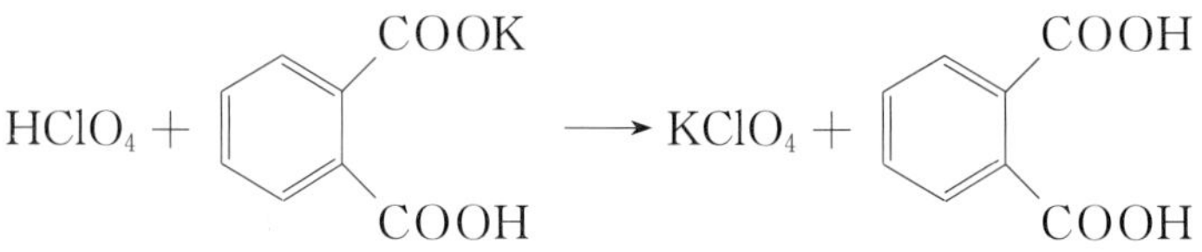

$$HClO_4 + \text{(COOK,COOH)} \longrightarrow KClO_4 + \text{(COOH,COOH)}$$

三、仪器和试药

1. **仪器** 万分之一分析天平，称量瓶，滴定管（10 ml），锥形瓶（50 ml），量筒（500 ml、50 ml），烧杯（1 000 ml），试剂瓶（500 ml）。

2. **试药** 无水冰醋酸（分析纯），醋酐（分析纯），邻苯二甲酸氢钾（优级纯），结晶紫指示剂（0.5%冰醋酸溶液）。

四、实验操作

1. **高氯酸滴定液（0.1 mol/L）的配制** 取无水冰醋酸（按含水量计算，每1 g 水加醋酐 5.22 ml）750 ml，加入高氯酸（70%～72%）8.5 ml，摇匀，在室温下缓缓加醋酐 23 ml，边加边摇，加完后再振摇均匀，放冷，加无水冰醋酸适量使成 1 000 ml。摇匀，放置 24 h 后使用。

2. **高氯酸滴定液（0.1 mol/L）的标定** 取在 105～110 ℃下干燥至恒重的邻苯二甲酸氢钾约 0.16 g，精密称定，加冰醋酸 20 ml 使其全部溶解后，再加结晶紫指示剂 1 滴，用高氯酸滴定液（0.1 mol/L）滴定至溶液显蓝色，并将滴定结果用空白试验校正（$M_{KHC_8H_4O_4}=204.2$）。

$$c_{\text{HClO}_4} = \frac{1\,000 \times m_{\text{KHC}_8\text{H}_4\text{O}_4}}{(V - V_0)_{\text{HClO}_4} \times M_{\text{KHC}_8\text{H}_4\text{O}_4}} \qquad (\text{公式 } 2-4)$$

五、注意事项

所有仪器都要事先烘干后使用。

六、思考题

（1）为何要将所有仪器烘干后才能使用？

（2）配制高氯酸滴定液时，为何要在室温下缓缓加入醋酐？

（3）标定实验中，为何以溶液显蓝色作为滴定终点？

（4）若标定实验中使用的邻苯二甲酸氢钾未干燥至恒重，会对标定结果产生何种影响？为什么？

（5）什么是空白试验？滴定结果为何要进行空白试验校正？

实验五 | 水杨酸钠的含量测定

一、实验目的

（1）巩固非水酸碱滴定法的原理及方法。

（2）掌握应用非水酸碱滴定法测定有机酸的碱金属盐含量的方法。

（3）巩固运用空白试验进行实验结果校正的方法。

二、实验原理/方法

水杨酸钠在水溶液中是一种很弱的碱（$K_b \approx 5.6 \times 10^{-10}$），无法在水溶液中用酸碱滴定法直接测定其含量。但以冰醋酸作为溶剂，高氯酸作为滴定剂,则能准确滴定。

以结晶紫为指示剂,终点时溶液由紫色变为蓝绿色。

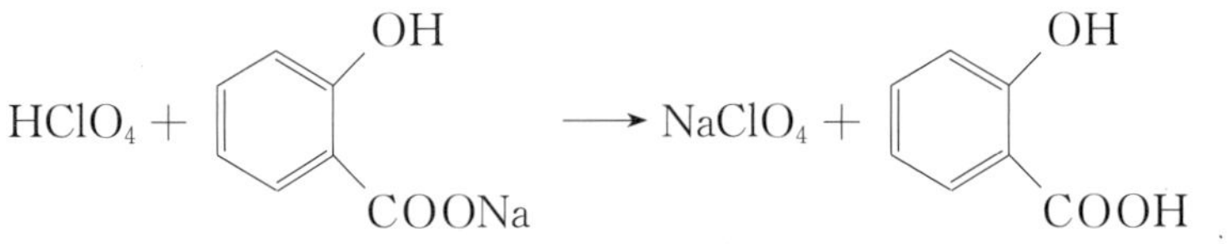

$$HClO_4 + \text{(benzene ring with OH and COONa)} \longrightarrow NaClO_4 + \text{(benzene ring with OH and COOH)}$$

三、仪器和试药

1. **仪器**   万分之一分析天平,称量瓶,滴定管(10 ml),锥形瓶(50 ml),量筒(10 ml),烧杯(1 000 ml)。

2. **试药**   高氯酸滴定液(0.1 mol/L),醋酐-冰醋酸(1∶4),水杨酸钠(优级纯),结晶紫指示剂(0.5%冰醋酸溶液)。

四、实验操作

取在105~110 ℃下干燥至恒重的水杨酸钠约0.13 g,精密称定,加醋酐-冰醋酸(1∶4)10 ml使其全部溶解后,再加入结晶紫指示剂1滴,用高氯酸滴定液(0.1 mol/L)滴定至溶液显蓝绿色,并将滴定结果用空白试验校正($M_{NaAc}=82.03$)。

$$W_{C_7H_5O_3Na}\% = \frac{(V-V_0)_{HClO_4} \times c_{HClO_4} \times M_{C_7H_5O_3Na}}{1\,000 \times m_s} \times 100\%$$

(公式2-5)

五、注意事项

所有仪器都要事先烘干后使用。

六、思考题

（1）如水杨酸钠样品在取样前未干燥至恒重,对测定结果会产生何种影响? 为什么?

（2）实验中为何以醋酐-冰醋酸(1∶4)而非冰醋酸作为溶剂溶解样品?

（3）滴定实验中,为何以溶液显蓝绿色为滴定终点?

实验六 硫酸奎宁的含量测定

一、实验目的

（1）巩固非水酸碱滴定法的原理及方法。

（2）掌握应用非水酸碱滴定法测定有机碱的无机酸盐含量的方法。

二、实验原理/方法

硫酸奎宁具有生物碱的性质,但碱性较弱,很难在水溶液中用酸直接进行滴定,而在非水酸性介质中,其碱性显著增强,因此可以在冰醋酸或醋酐等酸性溶液中用高氯酸直接滴定,以指示剂或电位法确定终点。

硫酸为二元酸,在水溶液中能进行二级解离,但在冰醋酸介质中,只能解离为 HSO_4^-,所以生物碱中的硫酸盐在冰醋酸中只能滴定至硫酸氢盐。奎宁为二元碱,奎核氮可与硫酸成盐,奎啉环氮不与硫酸成盐,但在冰醋酸介质中用高氯酸滴定时,却能与高氯酸成盐。即

$$(C_{20}H_{24}N_2O_2H^+)_2SO_4 + 3HClO_4 \longrightarrow (C_{20}H_{24}N_2O_2 \cdot 2H^+) \cdot 2ClO_4^- + (C_{20}H_{24}N_2O_2 \cdot 2H^+) \cdot HSO_4^- \cdot ClO_4^-$$

硫酸奎宁的分子结构式如下。

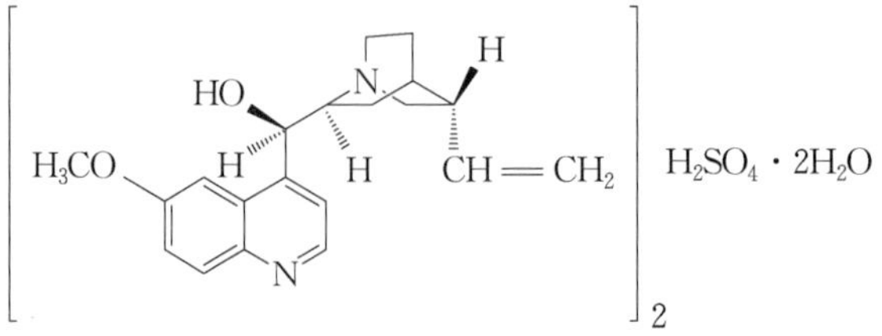

三、仪器和试药

1. **仪器** 万分之一分析天平,称量瓶,滴定管(10 ml),锥形瓶(50 ml),量筒(10 ml),烧杯(1 000 ml)。

2. **试药** 冰醋酸高氯酸滴定液(0.1 mol/L),醋酐(分析纯),硫酸奎宁试样(优级纯),结晶紫指示剂(0.5%冰醋酸溶液)。

四、实验操作

取硫酸奎宁[$(C_{20}H_{24}N_2O_2)_2 \cdot H_2SO_4 \cdot H_2O$,782.96]试样约 0.2 g,精密称定,加冰醋酸 10 ml 使其全部溶解后,再加醋酐 5 ml 和结晶紫指示剂 1~2 滴,用高氯酸滴定液(0.1 mol/L)滴定至溶液显蓝绿色,并将滴定结果用空白试验校正($M_{C_{20}H_{24}N_2O_2 \cdot H_2SO_4} = 746.93$,无水)。

$$W_{C_{20}H_{24}N_2O_2 \cdot H_2SO_4}\% = \frac{(V-V_0)_{HClO_4} \times c_{HClO_4} \times M_{C_{20}H_{24}N_2O_2 \cdot H_2SO_4}}{1\,000 \times m_s} \times 100\%$$

（公式 2 - 6）

五、注意事项

所有仪器都要事先烘干后使用。

六、思考题

（1）配制试样溶液时，先加入冰醋酸使试样全部溶解后，再加入醋酐。加入醋酐的目的是什么？

（2）试计算单次滴定实验中大约消耗高氯酸滴定液多少毫升？

（3）如实验中使用的锥形瓶未烘干，会对实验结果产生何种影响？为什么？

实验七　盐酸麻黄碱的含量测定

一、实验目的

（1）巩固非水酸碱滴定法的原理及方法。

（2）掌握应用非水酸碱滴定法测定有机碱的氢卤酸盐含量的方法。

二、实验原理/方法

氢卤酸的酸性较强，其有机碱盐不能用高氯酸标准溶液直接测定。但若先加入一定量的醋酸汞，与氢卤酸生成难电离的卤化汞以消除氢卤酸的干扰，则将有机碱氢的卤酸盐转化为可滴定的醋酸盐。如麻黄碱，反应如下：

$$2B \cdot HX + Hg(Ac)_2 \longrightarrow 2B \cdot HAc + HgX_2$$
$$B \cdot HAc + HClO_4 \longrightarrow B \cdot HClO_4 + HAc$$

反应式中的 $B \cdot HX$ 代表下式：

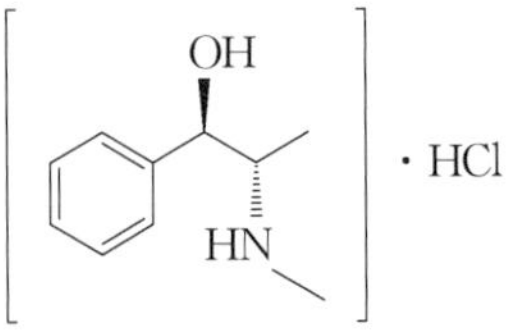

$$\left[\begin{array}{c} OH \\ \text{（苯环）} \\ HN \end{array} \right] \cdot HCl$$

三、仪器和试药

1. **仪器** 万分之一分析天平,称量瓶,滴定管(10 ml),锥形瓶(50 ml),量筒(10 ml),烧杯(1 000 ml)。

2. **试药** 高氯酸滴定液(0.1 mol/L),冰醋酸(分析纯),结晶紫指示剂0.5%(冰醋酸溶液),盐酸麻黄碱试样,醋酸汞试液。

四、实验操作

取在 105 ℃下干燥至恒重的盐酸麻黄碱约 0.15 g,精密称定,加冰醋酸 10 ml 加热溶解后,再加醋酸汞试液 4 ml 与结晶紫指示剂 1 滴,用高氯酸滴定液(0.1 mol/L)滴定,至溶液显翠绿色,并将滴定结果用空白试验校正。按下式算出本品的百分质量分数($M_{C_{10}H_{15}NO \cdot HCl} = 201.70$)。

$$W_{C_{10}H_{15}NO \cdot HCl} \% = \frac{(V - V_0)_{HClO_4} \times c_{HClO_4} \times M_{C_{10}H_{15}NO \cdot HCl}}{1\,000 \times m_s} \times 100$$

（公式 2 - 7）

五、注意事项

为排除氢卤酸对滴定的干扰,醋酸汞应过量。

六、思考题

(1) 在本实验中加入醋酸汞的目的是什么?

（2）根据盐酸麻黄碱的结构式，请问能否用冰醋酸为溶剂，以高氯酸滴定液进行直接滴定？为什么？

（3）本实验的计算公式中 V_{HClO_4} 表示什么体积？与空白试验有关吗？

实验八｜乙二胺四乙酸二钠滴定液的配制与标定

一、实验目的

（1）掌握配位滴定法的原理和方法。

（2）掌握乙二胺四乙酸二钠滴定液配制和标定的方法。

二、实验原理/方法

乙二胺四乙酸二钠（EDTA）滴定液常用乙二胺四乙酸的二钠盐（EDTA·2Na·2H$_2$O，$M = 372.24$）配制。一般先配制成大致浓度的溶液，然后以 ZnO 为基准物质标定其浓度。滴定在 pH 值 10 左右的条件下进行，以铬黑 T 为指示剂，终点由紫红色变为纯蓝色。滴定过程中的反应为：

$$Zn^{2+} + HIn^{2-} \rightleftharpoons ZnIn^- + H^+$$

$$Zn^{2+} + H_2Y^{2-} \rightleftharpoons ZnY^{2-} + 2H^+$$

终点时 $ZnIn^-$（紫红色）$+ H_2Y^{2-} \rightleftharpoons ZnY^{2-} + HIn^{2-}$（纯蓝色）$+ H^+$

三、仪器和试药

1. **仪器**　万分之一分析天平，称量瓶，滴定管（50 ml），锥形瓶（250 ml），滴定管（50 ml），量筒（10 ml、25 ml），烧杯（1000 ml），硬质玻璃瓶或聚乙烯塑料试剂瓶（500 ml）。

2. **试药**　EDTA·2Na·2H$_2$O（分析纯），氧化锌（ZnO）基准物，稀盐酸溶液（取浓盐酸 234 ml，加水稀释至 1000 ml），氨试液（取浓氨溶液 400 ml，加水使成 1 000 ml)，$NH_3 \cdot H_2O - NH_4Cl$ 缓冲液(pH 10.0)，甲基红指示剂(0.025%乙醇溶液)，铬黑 T 指示剂。

四、实验操作

1. EDTA 滴定液(0.05 mol/L)的配制　取 EDTA · 2Na · $2H_2O$ 约 9.5 g，加水 500 ml 使溶解，摇匀，储存在硬质玻璃瓶或聚乙烯塑料瓶中。

2. EDTA 滴定液(0.05 mol/L)的标定　精密称取已在约 800 ℃灼烧至恒重的基准物 ZnO 约 0.12 g，加稀盐酸 3 ml 使溶解，加水 25 ml 和甲基红指示剂 1 滴，滴加氨试液至溶液呈微黄色。再加水 25 ml、$NH_3 \cdot H_2O - NH_4Cl$ 缓冲溶液(pH = 10.0)10 ml 和铬黑 T 指示剂约 0.02 g，用 EDTA 滴定液(0.05 mol/L)滴定至溶液由紫红色转变为纯蓝色即为终点。

用下式计算 EDTA 标准溶液的浓度($M_{ZnO} = 81.38$)。

$$c_{EDTA} = \frac{m_{ZnO} \times 1\,000}{V_{EDTA} \times M_{ZnO}} \qquad (公式 2 - 8)$$

五、注意事项

(1) 乙二胺四乙酸二钠在水中溶解较慢，可加热加速溶解或放置过夜使其溶解完全。

(2) 储存乙二胺四乙酸二钠溶液应选用硬质玻璃瓶，如用聚乙烯瓶储存更好。避免与橡皮塞、橡皮管等接触。

(3) 铬黑 T 在水溶液 pH < 6.3 时呈紫红色，pH > 11.6 时呈橙色，pH 值在 6.3～11.6 间为蓝色。所以，当溶液为中性时，铬黑 T 呈蓝色。铬黑 T 水溶液不稳定易被氧化。因此，常采用铬黑 T 0.1 g，加氯化钠 10 g，研磨均匀制成铬黑 T 指示剂待用。

六、思考题

(1) 滴定时加入 $NH_3 \cdot H_2O - NH_4Cl$ 缓冲溶液的作用是什么？

（2）ZnO 溶解后加入甲基红指示剂并滴加氨试液至微黄色的目的是什么？

（3）若将未经灼烧至恒重的 ZnO 用于 EDTA 标定实验，会对最后的标定结果产生何种影响（偏高/偏低/无影响）？为什么？

实验九 | 明矾的含量测定

一、实验目的

（1）掌握配位滴定法中剩余滴定法的原理和方法。
（2）学习应用配位滴定法测定铝盐含量的方法及特点。
（3）掌握硫酸锌滴定液配制和标定的方法。
（4）学习容量瓶和移液管的基本操作方法。

二、实验原理/方法

明矾的含量测定一般是测定其组成中的铝含量，然后换算成明矾 $[KAl(SO_4)_2 \cdot 12H_2O]$ 的质量分数。

Al^{3+} 与 EDTA 的配位反应速度极慢，且 Al^{3+} 对二甲基酚橙指示剂有封闭作用，当酸度不高时，Al^{3+} 易水解形成多种多羟基配合物。因此，Al^{3+} 不能用直接法滴定。用剩余滴定法滴定 Al^{3+} 时，在试液中先加入一定量过量的 EDTA 滴定液，煮沸以加速 Al^{3+} 与 EDTA 的反应。反应完全后冷却，调节 pH 值至 $5 \sim 6$，再加入二甲酚橙指示剂，用硫酸锌滴定液滴定过量的 EDTA。由两种滴定液的浓度和用量可以求得 Al^{3+} 的量。

此滴定常用二甲酚橙（XO）或吡啶偶氮萘酚（PAN）为指示剂。二甲酚橙在 pH <6.3 时呈黄色，pH >6.3 时呈红色，而 Zn^{2+} 与二甲酚橙的配合物呈紫红色，所以溶液的酸度要控制在 pH <6.3。终点时的颜色变化为：

$$Zn^{2+} + XO（黄色） \rightleftharpoons Zn^{2+} \ XO（紫红色）$$

吡啶偶氮萘酚在 pH 值 2～11 范围内呈黄色,与 Cu 配合变为橙红色,所以如果用吡啶偶氮萘酚为指示剂,回滴使用 $CuSO_4$(0.05 mol/L)标准溶液,终点时溶液颜色由黄色转变为橙红色。

三、仪器与试药

1. **仪器**　万分之一分析天平,恒温水浴箱锥形瓶(250 ml),容量瓶(100 ml),移液管(25 ml),滴定管(50 ml),量筒(10 ml),烧杯(50 ml、1 000 ml),试剂瓶(1 000 ml)。

2. **试药**　明矾试样,$ZnSO_4$(分析纯),稀盐酸,甲基红指示剂(0.025% 乙酸溶液),氨试液,$NH_3 \cdot H_2O - NH_4Cl$ 缓冲溶液(pH=10.0),铬黑 T 指示剂,二甲酚橙指示剂(XO,0.2%水溶液),吡啶偶氮萘酚(PAN,0.1%甲醇溶液),EDTA 滴定液(0.05 mol/L),HAc - NaAc 缓冲溶液(pH=6.0)。

四、实验操作

1. **$ZnSO_4$ 滴定液(0.05 mol/L)的配制**　取硫酸锌($ZnSO_4 \cdot 7H_2O$) 15 g,加稀盐酸 10 ml 与适量的蒸馏水溶解成 1 000 ml,摇匀,即得。

2. **$ZnSO_4$ 滴定液(0.05 mol/L)的标定**　量取 25.00 ml 上述溶液,加甲基红指示剂 1 滴,滴加氨试液至溶液呈微黄色,加水 25 ml、$NH_3 \cdot H_2O - NH_4Cl$ 缓冲溶液 10 ml 和铬黑 T 指示剂约 0.02 g,用 EDTA 滴定液(0.05 mol/L)滴定至溶液由紫红色变为纯蓝色,即为终点。

按下式计算浓度:

$$c_{ZnSO_4} = \frac{c_{EDTA} \times V_{EDTA}}{V_{ZnSO_4}} \qquad (公式 2 - 9)$$

如果用硫酸铜($CuSO_4$)滴定液(0.05 mol/L),则称取 $CuSO_4 \cdot 5H_2O$ 13 g,溶于 1 000 ml 水中,摇匀。用碘量法标定其准确浓度。

3. **明矾的含量测定**　精密称取明矾试样约 1.4 g 溶于 50 ml 烧杯中,用适量水溶解后转移至 100 ml 容量瓶中,稀释至刻度,摇匀。吸取 25.00 ml 于

250 ml 锥形瓶中,加蒸馏水 25 ml,然后加入 EDTA 滴定液(0.05 mol/L) 25.00 ml,在沸水浴中加热 10 min,冷却至室温,再加水 100 ml 及 HAc - NaAc 缓冲溶液 5 ml,二甲酚橙指示剂 4～5 滴,用 $ZnSO_4$ 滴定液 (0.05 mol/L)滴定至溶液由黄色变为橙色即为终点。或加入 0.1% PAN 指示剂 6～10 滴,10～15 ml 乙醇,用 $CuSO_4$ 滴定液滴定至橙红色。按下式计算明矾的百分质量分数($M_{KAl(SO_4)_2 \cdot 12H_2O} = 474.2$):

$$W_{KAl(SO_4)_2 \cdot 12H_2O}\% = \frac{(c_{EDTA} \times V_{EDTA} - c_{ZnSO_4} \times V_{ZnSO_4}) \times M_{KAl(SO_4)_2 \cdot 12H_2O}}{m_s \times \dfrac{25.00}{100.00} \times 1\,000} \times 100\%$$

(公式 2 - 10)

五、注意事项

(1) 明矾试样加水后,会因溶解缓慢而显浑浊,但在加入过量 EDTA 滴定液并加热后,可完全溶解并变澄清,故不影响测定。

(2) 加热促进 Al^{3+} 与 EDTA 的配位反应,一般在沸水浴中加热 3 min 配位反应程度可达 99%,为了保证反应完全,可加热 10 min。

(3) 在 pH<6.3 时,游离二甲酚橙呈黄色,滴定至 $ZnSO_4$ 稍微过量时,Zn^{2+} 与部分二甲酚橙配位成红紫色,黄色与红紫色组成橙色,故滴定至橙色即为终点。

六、思考题

(1) 能否用 EDTA 直接滴定进行明矾含量测定?

(2) 为什么要加入 HAc - NaAc 缓冲液?

(3) 明矾的含量测定能用铬黑 T 为指示剂吗?

| 实验十 | 硫代硫酸钠滴定液的配制与标定

一、实验目的

(1) 掌握硫代硫酸钠滴定液配制和标定的方法。

(2) 了解置换碘量法的过程、原理。

(3) 学习使用碘量瓶和固定重量称量法。

二、实验原理/方法

(1) 硫代硫酸钠($Na_2S_2O_3$)结晶 $Na_2S_2O_3 \cdot 5H_2O$ 往往含有杂质。因此，$Na_2S_2O_3$ 滴定液只能用间接法配制。$Na_2S_2O_3$ 溶液 pH 值在 $9 \sim 10$ 间最为稳定，$Na_2S_2O_3$ 遇酸会分解产生 S，水中溶解的 CO_2 可促使 $Na_2S_2O_3$ 分解：

$$S_2O_3^{2-} + CO_2 + H_2O \longrightarrow HSO_3^- + HCO_3^- + S\downarrow$$

水中某些微生物也会分解 $Na_2S_2O_3$；

$$Na_2S_2O_3 \longrightarrow Na_2SO_3 + S\downarrow$$

因此，要用新煮沸放冷的蒸馏水配制 $Na_2S_2O_3$ 溶液，加入少量 Na_2CO_3（浓度约 0.02%），配好的溶液储于棕色瓶放置 $7 \sim 14\,d$，待其浓度趋于稳定后，滤除 S，再进行标定。

(2) 常用基准物重铬酸钾($K_2Cr_2O_7$)标定 $Na_2S_2O_3$ 溶液，标定时采用置换滴定法。将 $K_2Cr_2O_7$ 与过量碘化钾(KI)作用，再用 $Na_2S_2O_3$ 标准溶液滴定析出的 I_2。

第一步反应：$Cr_2O_7^{2-} + 14H^+ + 6I^- \rightleftharpoons 3I_2 + 2Cr^{3+} + 7H_2O$

第二步反应：$2S_2O_3^{2-} + I_2 \rightleftharpoons S_4O_6^{2-} + 2I^-$

第一步反应速度较慢，增加溶液酸度可使其速度加快，但酸度太强又有使 I^- 被空气中的 O_2 氧化成 I_2 的风险。所以，酸度以 $[H^+] \approx 1\,mol/L$ 为宜。

在该酸度下,反应溶液于密闭碘量瓶中放置 10 min,使反应定量完成。

滴定反应以淀粉溶液为指示剂,淀粉溶液在有 I^- 存在时能与 I_2 分子形成蓝色可溶性化合物,溶液呈蓝色。达到终点时,溶液中的 I_2 全部与 $Na_2S_2O_3$ 作用,则蓝色消失。注意必须在滴定至近终点时才加入淀粉溶液,否则大量 I_2 被淀粉牢固地吸附,不易完全放出,使终点难以被观察。

$Na_2S_2O_3$ 与 I_2 的反应只能在中性或弱酸性溶液中进行。在碱性溶液中会发生以下副反应:

$$S_2O_3^{2-} + 4I_2 + 10OH^- \rightleftharpoons 2SO_4^{2-} + 8I^- + 5H_2O$$

在强酸性溶液中,$Na_2S_2O_3$ 易分解:

$$S_2O_3^{2-} + 2H^+ \rightleftharpoons S\downarrow + SO_2\uparrow + H_2O$$

所以,在滴定前将溶液稀释,降低酸度,使 $[H^+] \approx 0.2 \sim 0.4\,mol/L$,也使终点时 Cr^{3+} 的绿色变浅,便于观察终点。

三、仪器和试药

1. **仪器**　万分之一分析天平,称量瓶,表面皿,烧杯(150 ml),容量瓶(250 ml),碘量瓶(250 ml),量筒(10 ml、100 ml、500 ml),移液管(25 ml),滴定管(50 ml),试剂瓶(棕色,500 ml)。

2. **试药**　$K_2Cr_2O_7$(优级纯),$Na_2S_2O_3 \cdot 5H_2O$(分析纯),KI(分析纯),Na_2CO_3 溶液(0.6%),淀粉溶液(0.5%),HCl 溶液(1∶1)。

四、实验操作

1. **$Na_2S_2O_3$ 滴定液的配制**　在 300 ml 新煮沸放冷的蒸馏水中加入 10 ml 0.6% 的 Na_2CO_3 溶液及 7.8 g $Na_2S_2O_3 \cdot 5H_2O$,使完全溶解,放置 7~14 d,待标定。

2. **$Na_2S_2O_3$ 滴定液的标定**

(1) 采用固定重量称量法,用干净的表面皿准确称取 1.2~1.3 g

$K_2Cr_2O_7$，小心倾入 150 ml 烧杯中，加水溶解，用水冲洗表面皿，将冲洗液也倒入烧杯。将烧杯中的溶液定量转移入 250 ml 容量瓶中，加水至刻度线，混匀，备用。按下式计算 $c_{K_2Cr_2O_7}$（$M_{K_2Cr_2O_7} = 294.19$）：

$$c_{K_2Cr_2O_7} = \frac{m_{K_2Cr_2O_7} \times 1\,000}{\frac{1}{6} \times M_{K_2Cr_2O_7} \times 250.00} \qquad （公式 2 - 11）$$

（2）用移液管量取 25.00 ml $K_2Cr_2O_7$ 溶液于碘量瓶中，加 0.2 g KI 固体，随后加入 5 ml HCl 溶液（1∶1），马上密塞，摇匀，水封，在暗处放置 10 min。

（3）加蒸馏水 50 ml 稀释，用 $Na_2S_2O_3$ 滴定液滴定至近终点（淡黄绿色），加 2 ml 淀粉溶液，继续滴定至蓝色刚刚消失而显亮绿色，即达终点。记录 $V_{Na_2S_2O_3}$，计算 $c_{Na_2S_2O_3}$（mol/L）。

$$c_{Na_2S_2O_3} = \frac{6 \times c_{K_2Cr_2O_7} \times V_{K_2Cr_2O_7}}{V_{Na_2S_2O_3}} \qquad （公式 2 - 12）$$

五、注意事项

（1）酸度对滴定结果影响很大，应注意控制。KI 要过量，但浓度不能超过 2%～4%，若 KI 太浓，淀粉指示剂的颜色转变不灵敏。

（2）滴定结束后的溶液，放置一段时间后会变蓝色。如果不是很快变蓝，则是空气氧化所致，不影响结果。若很快变蓝，说明 $K_2Cr_2O_7$ 与 KI 的反应不完全。

（3）滴定开始时要快滴慢摇，减少 I_2 的挥发。近终点时，要慢滴，大力振摇，减少淀粉对 I_2 的吸附。

六、思考题

（1）影响 $Na_2S_2O_3$ 溶液稳定性的因素有哪些？如何配制 $Na_2S_2O_3$ 标准溶液？

（2）用 $K_2Cr_2O_7$ 作基准物标定 $Na_2S_2O_3$ 溶液时为什么要在一定的酸度范围,酸度过高或过低有何影响? 在第一步反应中,如果加 KI 溶液而不加 HCl 溶液、加酸后不放置暗处、不放置或少放置一定时间即加水稀释,各会产生什么影响?

（3）为什么在滴定近终点时才加入淀粉指示剂? 过早加入会出现什么现象?

实验十一 | 维生素 C 的含量测定（直接碘量法）

一、实验目的

（1）掌握直接碘量法的原理。

（2）学习应用直接碘量法测定维生素 C 含量的方法。

二、实验原理/方法

I_2 是弱氧化剂（$\varphi^{\ominus} = 0.535\ V$）,可用 I_2 标准溶液直接测定电极电位低的强还原性物质,这种滴定方式,称为直接碘量法。

维生素 C（$C_6H_8O_6$，$\varphi^{\ominus} = 0.18\ V$）结构中的烯二醇基能被 I_2 定量氧化成二酮基,其反应式如下:

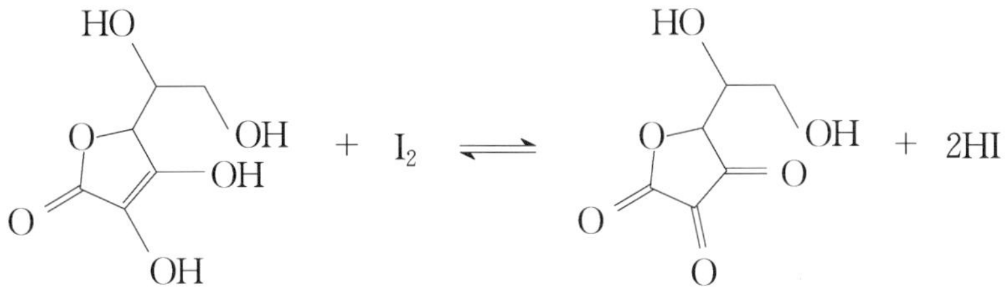

由于维生素 C 的还原性很强,即使在弱酸性条件下,上述反应也能进行得相当完全。而维生素 C 在空气中极易被氧化,尤其是在碱性介质中更甚。

故该滴定反应在稀醋酸(HAc)介质中进行,以减少维生素 C 的副反应。

三、仪器和试药

1. **仪器**　万分之一分析天平,称量瓶,锥形瓶(250 ml),量筒(10 ml、100 ml),滴定管(棕色,50 ml)。

2. **试药**　维生素 C 试样,I_2 标准溶液(0.05 mol/L),淀粉溶液(0.5%),HAc 溶液(1:1)。

四、实验操作

取维生素 C 试样约 0.2 g,精密称定。加新煮沸放冷的蒸馏水 100 ml 与 HAc 溶液 10 ml 使溶解,加淀粉溶液 1 ml,立即用 I_2 滴定液滴定至呈稳定的蓝色,记录 V_{I_2},按下式计算维生素 C 的百分质量分数($M_{C_6H_8O_6} = 176.12$)。

$$W_{C_6H_8O_6}\% = \frac{c_{I_2} \times V_{I_2} \times M_{C_6H_8O_6}}{m_s \times 1\,000} \times 100\% \qquad (公式\ 2-13)$$

五、注意事项

(1) 在酸性介质中,维生素 C 受空气中 O_2 的氧化速度稍慢,较为稳定,但样品溶于稀醋酸后,需立即进行滴定。

(2) 在有水或潮湿的情况下,维生素 C 易分解。

六、思考题

(1) 为什么可以用直接碘量法测定维生素 C?

(2) 应如何干燥维生素 C 样品?

(3) 为何要用新煮沸放冷的蒸馏水溶解维生素 C 样品?

(4) 溶解维生素 C 样品时为什么要加入稀 HAc?

实验十二 铜盐的含量测定（置换碘量法）

一、实验目的

（1）掌握置换碘量法的原理。

（2）学习应用置换碘量法测定铜盐含量的方法。

二、实验原理/方法

间接碘量法包括剩余滴定及置换滴定两种方式。本实验用置换滴定法测定铜盐。其测定依据是 Cu^{2+} 可以被 I^- 还原为 CuI，同时析出等量的 I_2（在过量 I^- 溶液中以 I_3^- 形式存在）：

$$2Cu^{2+} + 5I^- \longleftrightarrow 2CuI\downarrow + I_3^-$$

反应产生的 I_2，用 $Na_2S_2O_3$ 滴定液滴定：

$$2S_2O_3^{2-} + I_3^- \longleftrightarrow S_4O_6^{2-} + 3I^-$$

以淀粉为指示剂，蓝色消失时为终点。

I^- 不仅是还原剂，也是 Cu^{2+} 的沉淀剂（可以提高 Cu^{2+}/Cu^+ 电对的电位，使 Cu^{2+} 被定量还原）和 I_2 的配位剂（增大 I_2 的溶解度，抑制其挥发）。

第一步反应要求在弱酸性介质中进行，在碱性溶液中，一是发生 I_2 的歧化反应：

$$I_2 + 2OH^- \longleftrightarrow I^- + IO^- + H_2O$$
$$3IO^- \longleftrightarrow IO_3^- + 2I^-$$

二是 Cu^{2+} 的水解作用使 Cu^{2+} 与 I^- 的反应速度变慢。但酸性过强也会发生空气中 O_2 氧化 I^- 形成 I_2 的反应：

$$4I^- + O_2 + 4H^+ \longleftrightarrow 2I_2 + 2H_2O$$

第二步反应要在中性或弱酸性介质中进行,如果介质酸性过强,滴定剂发生分解:

$$S_2O_3^{2-} + 2H^+ \longleftrightarrow SO_2\uparrow + S\downarrow + H_2O$$

如果介质呈碱性,会发生下述副反应:

$$S_2O_3^{2-} + 4I_2 + 10OH^- \longleftrightarrow 2SO_4^{2-} + 8I^- + 5H_2O$$

因此,需用醋酸(HAc)或 HAc - NaAc 缓冲溶液控制溶液为弱酸性(pH值为 3.5~4)。

CuI 沉淀易吸附少量的 I_2,使终点变色不敏锐并产生误差。在近终点时加入 KSCN 将 CuI 转化为溶解度更小的 CuSCN 沉淀,使结果更准确。

三、仪器和试药

1. **仪器** 万分之一分析天平,称量瓶,碘量瓶(250 ml),滴定管(50 ml),量筒(10 ml、100 ml)。

2. **试药** $Na_2S_2O_3$ 滴定液(0.1 mol/L),HAc 溶液(6 mol/L),KI 固体(分析纯),淀粉溶液(0.5%),铜盐($CuSO_4 \cdot 5H_2O$)试样。

四、实验操作

精密称取铜盐试样约 0.5 g,置碘量瓶中,加蒸馏水 40 ml,溶解后,加 HAc 溶液(6 mol/L)4 ml,KI 固体 2 g,用 $Na_2S_2O_3$ 滴定液(0.1 mol/L)滴定至近终点(浅黄色)时,加淀粉溶液(0.5%)2 ml,继续滴定至蓝色消失,记录 $V_{Na_2S_2O_3}$,按下式计算 $CuSO_4 \cdot 5H_2O$ 的百分质量分数($M_{CuSO_4 \cdot 5H_2O}$ = 249.71)。

$$W\% = \frac{c_{Na_2S_2O_3} \times V_{Na_2S_2O_3} \times M_{CuSO_4 \cdot 5H_2O}}{m_s \times 1\,000} \times 100\% \quad \text{(公式 2 - 14)}$$

五、注意事项

碘量法有两个重要的误差来源：一是 I_2 的挥发；二是 I^- 被空气中 O_2 氧化。实验中应采取适当措施减少这两种误差。

六、思考题

（1）在操作过程中如何减少 I_2 挥发及 I^- 被空气中 O_2 氧化所带来的误差？

（2）已知 $\varphi^{\ominus}_{Cu^{2+}/Cu^+}=0.158\,V$，$\varphi^{\ominus}_{I_2/2I^-}=0.54\,V$，为什么在本实验中 Cu^{2+} 能使 I^- 氧化为 I_2？

（3）本实验中加入醋酸溶液的目的是什么？

（4）本实验中为何直接加入 KI 固体而非 KI 溶液？

实验十三 | 氯化铵的含量测定

一、实验目的

（1）掌握银量法中两种指示滴定终点方法（铬酸钾指示剂法和吸附指示剂法）的原理。

（2）学习应用铬酸钾指示剂法和吸附指示剂法测定氯化铵含量的方法，比较两种方法对滴定终点的判断和测定结果。

二、实验原理/方法

（1）铬酸钾指示剂法的原理是分步沉淀，溶解度小的 AgCl 先沉淀，溶解度大的 Ag_2CrO_4 后沉淀。适当控制 K_2CrO_4 指示剂的浓度，使 AgCl 恰好完

全沉淀后立即出现砖红色 Ag_2CrO_4 沉淀,指示滴定终点的到达。其反应如下:

终点前　　$Ag^+ + Cl^- \longrightarrow AgCl\downarrow$（白色）

终点时　　$2Ag^+ + CrO_4^{2-} \longrightarrow Ag_2CrO_4\downarrow$（砖红色）

（2）吸附指示剂法测 Cl^- 以荧光黄为指示剂,终点时胶体溶液由黄绿色变为粉红色,其变化过程如下:

$$\underset{\text{（黄绿色）}}{(AgCl)Cl^- + Fln^-} \xrightarrow{\quad AgNO_3 \quad} \underset{\text{（粉红色）}}{(AgCl)Ag^+ \cdot Fln^-}$$

终点前　　　　　　　　终点时

三、仪器和试药

1. **仪器**　万分之一分析天平,烧杯（150 ml）,滴定管（50 ml）,容量瓶（250 ml）,锥形瓶（250 ml）,移液管（25 ml）等。

2. **试药**　氯化铵试样,K_2CrO_4 指示剂（5％水溶液）,糊精溶液（1→50）,荧光黄指示剂（0.1％乙醇溶液）,$AgNO_3$ 滴定液（0.1 mol/L）,$CaCO_3$（分析纯）。

四、实验操作

取氯化铵（NH_4Cl）试样约 1.0 g,精密称定,置于小烧杯中,加适量水溶解后,转移至 250 ml 容量瓶中,用水稀释至刻度,摇匀。分别精密移取该溶液 25 ml 两份,置锥形瓶中。其中一份加水 25 ml 与 5％ K_2CrO_4 指示剂 1 ml,用 $AgNO_3$ 滴定液（0.1 mol/L）滴定至恰好混悬液微呈砖红色为终点。另外一份加水 25 ml、糊精溶液（1→50）5 ml、碳酸钙 0.1 g 与荧光黄指示剂 8 滴,摇匀,用 $AgNO_3$ 滴定液（0.1 mol/L）滴定至浑浊液由黄绿色变为微红色,即为终点。

按下式计算 NH_4Cl 的百分质量分数（$M_{NH_4Cl}=53.49$）。

$$W_{NH_4Cl}\% = \frac{c_{AgNO_3} \times V_{AgNO_3} \times M_{NH_4Cl}}{1\,000 \times m_s \times \dfrac{25.00}{250.00}} \times 100\% \quad \text{(公式 2 - 15)}$$

五、注意事项

(1) K_2CrO_4 指示液加入量力求准确,滴定过程中须不断振摇。

(2) 当 AgCl 沉淀开始凝聚时,表示已快到终点,此时需逐滴加入 $AgNO_3$ 滴定液,并用力振摇。

六、思考题

(1) 试比较两种指示剂法的测定结果,并予以分析讨论。

(2) 滴定氯化铵为什么选荧光黄指示剂? 能否用曙红作为指示剂? 为什么?

(3) K_2CrO_4 指示剂加得过多或过少,对测定结果有何影响?

实验十四 | 硫酸钠的含量测定

一、实验目的

(1) 掌握沉淀重量法的原理及方法。

(2) 了解晶形沉淀的沉淀条件。

(3) 学习应用沉淀重量法测定硫酸盐含量的方法。

二、实验原理/方法

在水溶液中 Ba^{2+} 与 SO_4^{2-} 形成难溶化合物 $BaSO_4$ 而析出,其 $K_{sp} =$

1.1×10^{-10}，反应进行得较为完全。所得 $BaSO_4$ 沉淀经陈化、滤过、洗涤、干燥、灼烧至恒重后称定重量，再换算成 Na_2SO_4 的量。

SO_4^{2-} 与沉淀剂 Ba^{2+} 的沉淀可产生较大的误差，为了防止 CO_3^{2-}、PO_4^{3-} 等与 Ba^{2+} 沉淀，在沉淀前应在溶液中加入适量的 HCl 酸化。但酸可增大 $BaSO_4$ 的溶解度，因此酸度不宜过高，以 0.05 mol/L HCl 浓度为宜。且又因溶液中有过量 Ba^{2+} 的同离子效应存在，所以溶解度损失可以忽略不计。同时为了减少共沉淀（主要是表面吸附），应在热、稀溶液中进行沉淀。共沉淀中的包藏水含量可达千分之几，应通过 500 ℃ 以上灼烧除去。

三、仪器和试药

1. **仪器**　烧杯（400 ml），石棉网，滴管，玻棒，中速滤纸，表面皿，瓷坩埚，坩埚钳，煤气灯，干燥器，万分之一分析天平。

2. **试药**　硫酸钠试样，盐酸溶液（0.05 mol/L），$BaCl_2$ 溶液（0.1 mol/L）。

四、实验操作

（1）取硫酸钠（Na_2SO_4）试样约 0.4 g，精密称定，置烧杯中，加水溶解，加盐酸溶液（0.05 mol/L）1 ml，用水稀释至约 200 ml，石棉网上加热至近沸。另行准备加热近沸的 $BaCl_2$ 溶液（0.1 mol/L）30～35 ml，不断搅拌试样溶液，缓缓加入 $BaCl_2$ 溶液，直至不再产生沉淀，再稍加过量 $BaCl_2$ 溶液。盖上表面皿继续加热陈化半小时。停止加热，静置放冷。

（2）用致密滤纸以倾滤法过滤。用洁净容器接纳滤液，检查证实无沉淀穿滤现象。烧杯内沉淀用少量热蒸馏水倾滗法洗涤 3～4 次后，将沉淀用少量水移入滤器，并冲洗烧杯壁使沉淀全部移入滤纸内。每次以少量水洗涤滤纸上沉淀，直至洗滤液不显 Cl^- 反应（氯离子反应：取滤液 1 滴，稀硝酸滴加 10 滴，滴加硝酸银试液 1 滴，即生成白色凝乳状沉淀；继续加氨试液即溶解，再加稀硝酸酸化后，沉淀复生成）。

（3）将沉淀包裹于滤纸上，置已经恒重的坩埚中烘干，小火炭化，大火灼烧至黑炭全部被氧化,沉淀变白。竖直坩埚,红热灼烧 20 min。稍冷,置于干燥器中 30 min 后称重。再重复灼烧 10 min,冷至室温,称重,直至恒重。

(4) 换算因数:$M_{Na_2SO_4}/M_{BaSO_4}=142.04/233.39=0.6086$,按下式计算 Na_2SO_4 的百分质量分数:

$$W_{Na_2SO_4}\% = \frac{m_{BaSO_4} \times 0.6086}{m_s} \times 100\% \qquad (公式\ 2-16)$$

五、注意事项

(1) 不要用 HNO_3 酸化溶液,因为 $Ba(NO_3)_2$ 的吸附比 $BaCl_2$ 严重得多。

(2) $BaSO_4$ 溶解度受温度影响较小(25 ℃时 100 ml 水中溶解 0.25 mg,100 ℃时 100 ml 水中溶解 0.4 g),可用热水洗涤沉淀。

(3) 灼烧时须防滤纸炭对沉淀的还原作用,应在空气流通下灼烧并防止滤纸着火。万一着火,不可用嘴吹熄,应立即移去火焰,加盖密闭坩埚以使火熄灭。

(4) 坩埚钳每次使用后应放置于石棉网上,坩埚钳嘴部向上以免玷污。

六、思考题

(1) 在哪个操作后检查沉淀是否完全?又在哪个操作后检查洗涤是否完全?

(2) 结合本实验说明形成晶形沉淀的条件有哪些?

(3) 什么叫陈化?为什么要进行陈化?

第二节   进阶实验

实验十五 | 混合未知碱的含量测定

一、实验目的

（1）掌握双指示剂法测定混合未知碱（主要成分是 NaOH 和 Na_2CO_3 混合物）中各组分含量的原理。

（2）学习应用双指示剂法测定混合未知碱中各组分含量的方法。

（3）练习移液管和容量瓶的使用方法。

二、实验原理/方法

NaOH 易吸收空气中的 CO_2，一部分 NaOH 变成 Na_2CO_3，即形成 NaOH 和 Na_2CO_3 的混合物。欲用 HCl 滴定液测定同一份试样中各组分的含量，应根据滴定过程中 pH 变化的情况，选用两种不同的指示剂，分别指示第一、第二化学计量点的到达。

测定时，先在混合碱溶液中加入酚酞指示剂，用 HCl 滴定液滴定至酚酞指示剂变色，此为第一计量点。此时，NaOH 完全被中和，而 Na_2CO_3 则被中和了一半。此时反应为：

$$NaOH + HCl \longrightarrow NaCl + H_2O$$
$$Na_2CO_3 + HCl \longrightarrow NaHCO_3 + NaCl（酚酞变色 pH 值为 8.0 \sim 10.0）$$

设第一计量点用去 HCl 体积为 V_1 ml；在此溶液中再加入甲基橙指示剂并继续滴定至甲基橙变色，此为第二计量点。设第二计量点用去 HCl 体积为 V_2 ml。此时反应为：

$$NaHCO_3 + HCl \longrightarrow NaCl + CO_2 \uparrow + H_2O$$

根据 V_1、V_2 可分别计算混合碱（总碱量）消耗的 HCl 体积为 $(V_1 + V_2)$

ml；NaOH 消耗的 HCl 体积为 (V_1-V_2) ml；Na$_2$CO$_3$ 消耗的 HCl 体积为 $(2V_2)$。

三、仪器和试药

1. **仪器** 万分之一分析天平，烧杯（50 ml），滴定管（50 ml），锥形瓶（250 ml），移液管（25 ml），量筒，容量瓶（100 ml）。

2. **试药** HCl 滴定液（0.1 mol/L），酚酞指示剂（0.1%乙醇溶液），甲基橙指示剂（0.1%乙醇溶液），药用 NaOH 试样（或 NaOH 和 Na$_2$CO$_3$ 的混合溶液）。

四、实验操作

（1）精密称取本品约 0.35 g 于 50 ml 小烧杯中，加少量蒸馏水溶解后，定量转移至 100 ml 容量瓶中，加水稀释至刻度，摇匀。

（2）精密吸取 25 ml 试样溶液于 250 ml 锥形瓶中，加蒸馏水 25 ml，酚酞指示剂 2 滴，用 HCl 滴定液（0.1 mol/L）滴定至溶液由粉红色至红色消失，记录所消耗 HCl 滴定液的体积（V_1），然后加入甲基橙指示剂 2 滴，继续用 HCl 滴定液（0.1 mol/L）滴定至溶液由黄色变成橙色，记录第 2 次滴定所消耗 HCl 溶液的体积（V_2）。按下式求算总碱量（以 NaOH 计算）和 Na$_2$CO$_3$ 的质量百分数（$M_{NaOH}=40.00$，$M_{Na_2CO_3}=106.0$）。

$$总碱量\% = \frac{c_{HCl}\times(V_1+V_2)\times M_{NaOH}}{m_s\times\dfrac{25.00}{100.00}\times 1000}\times 100\% \quad （公式\ 2-17）$$

$$W_{Na_2CO_3}\% = \frac{c_{HCl}\times 2V_2\times M_{Na_2CO_3}}{m_s\times\dfrac{25.00}{100.00}\times 2000}\times 100\% \quad （公式\ 2-18）$$

五、注意事项

（1）试样溶液不应久置于空气中，否则容易吸收 CO$_2$ 使 NaOH 的量减少,而 Na_2CO_3 的量增加。

(2)在达到第一计量点之前,如果滴定速度太快,摇动不均匀,致使溶液中 HCl 局部过浓,可能会引起 $NaHCO_3$ 迅速变成 H_2CO_3 而分解为 CO_2,带来误差。

六、思考题

(1)用盐酸滴定液滴定至酚酞变色时,如不小心超过终点,是否可用碱标准溶液回滴?试说明原因。

(2)试说明总碱量和 Na_2CO_3 百分质量分数计算式的原理。

(3)滴定混合碱时,若 $V_1 < V_2$ 时,试样的组成如何? 若 $V_1 = V_2$ 时,试样的组成如何?

实验十六 | 中药山楂中有机酸的含量测定

一、实验目的

(1)熟悉并掌握酸碱滴定法的基本原理。

(2)学习应用酸碱滴定法测定中药中有机酸含量的方法。

二、实验原理/方法

山楂果可生吃或作果脯、果糕,干制后可入药,是我国特有的药果兼用品种,具有降血脂、降血压、强心及抗心律不齐等作用,同时也是健脾开胃、消食化滞、活血化瘀的良药,对胸膈痞满、疝气、血瘀及闭经等症有很好的疗效。山楂内的黄酮类化合物牡荆素是一种抗癌作用较强的药物,其提取物对抑制体内癌细胞生长、增殖和浸润转移均有一定的作用。山楂含有糖类、蛋白质、脂肪、维生素 C、胡萝卜素、淀粉、苹果酸、枸橼酸、钙和铁等物质,按

《中国药典》2020 年版规定,按干燥品算,含有机酸以枸橼酸($C_6H_8O_7 \cdot H_2O$)计,不得少于 5.0%。

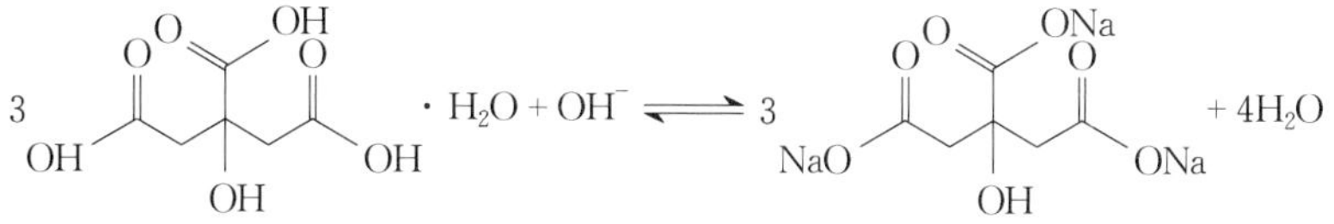

三、仪器和试药

1. **仪器** 万分之一分析天平,滴定管(50 ml),锥形瓶(250 ml),移液管(25 ml、100 ml),量筒。

2. **试药** 氢氧化钠滴定液(0.1 mol/L),酚酞指示剂(0.1%乙醇溶液),山楂试样。

四、实验操作

取山楂试样细粉约 1 g,精密称定,精密加入水 100 ml,称定重量,室温下浸泡 4 h,时时振摇,滤过。精密量取续滤液 25 ml,加水 50 ml,加酚酞指示剂 2 滴,用氢氧化钠滴定液(0.1 mol/l)滴定,即得。本品按干燥品计算,含有机酸以枸橼酸($M_{C_6H_8O_7} = 210.14$)计,不得少于 5.0%。按下式求算有机酸含量:

$$W_{C_6H_8O_7} \% \frac{c_{NaOH} \times V_{NaOH} \times M_{C_6H_8O_7}}{m_s \times \dfrac{25.00}{100.00} \times 3 \times 1\,000} \times 100\% \quad (公式\ 2-19)$$

五、注意事项

(1) 山楂液浸泡耗时较长,可以酌情安排实验内容。

(2) 山楂试样为市售山楂(非鲜果),不是山楂炮制品。

六、思考题

(1) 若需单独测定枸橼酸含量,可以采用什么方法? 简单说明方法原理。

(2) 如何评价该测定方法的准确度和精密度?

(3) 如山楂试样未经充分浸泡,会对测定结果产生何种影响?

实验十七 │ 药用乙酰半胱氨酸的含量测定

一、实验目的

(1) 熟悉并掌握直接碘量法的原理。

(2) 学习应用直接碘量法测定乙酰半胱氨酸含量的方法。

二、实验原理/方法

药用乙酰半胱氨酸($C_5H_9NO_3S$,163.20)为黏液溶解剂,具有较强的黏液溶解作用,可降低痰液的黏滞性,使痰液易于咳出体外。其分子中所含的巯基能使痰液中糖蛋白多肽链中的二硫键断裂,从而降低痰液的黏滞性,并使痰液化而易咳出。本品还能使脓性痰液中的 DNA 纤维断裂,因此不仅能溶解白色黏痰,也能溶解脓性痰。乙酰半胱氨酸结构中含有—SH,具有较强的还原性,可被 I_2 氧化。利用此性质,可应用直接碘量法对其含量进行测定。

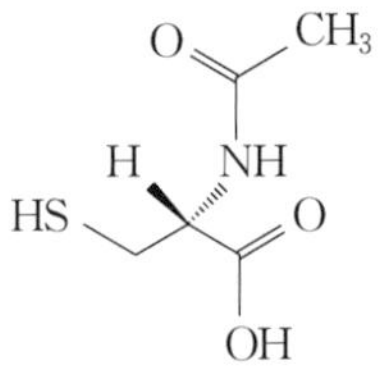

$$2HS-R+I_2 \Longrightarrow R-S-S-R+2H^++2I^-$$

三、仪器和试药

1. **仪器**　万分之一分析天平,称量瓶,量筒(50 ml),锥形瓶(250 ml),滴定管(棕色,50 ml)。

2. **试药**　乙酰半胱氨酸试样,I_2 滴定液(0.05 mol/L)。

四、实验操作

取乙酰半胱氨酸试样约 0.3 g,精密称定,加水 30 ml 溶解后,用碘滴定液(0.05 mol/L)迅速滴定至溶液显微黄色,并在 30 s 内不褪色。按下式计算乙酰半胱氨酸含量($M_{C_5H_9NO_3S}=163.20$):

$$W_{C_5H_9NO_3S}\% = \frac{c_{I_2} \times V_{I_2} \times 2 \times M_{C_5H_9NO_3S}}{m_s \times 1\,000} \times 100\% \quad (公式\ 2-20)$$

五、注意事项

乙酰半胱氨酸水溶液在空气中易氧化变质,因此应临用前配制。

六、思考题

(1)使用棕色滴定管与使用普通滴定管读数有区别吗?

(2)可以采用酸碱滴定法对乙酰半胱氨酸的含量进行测定吗?简要说明原因。

(3)还可以应用哪些方法对乙酰半胱氨酸的含量进行测定?简要说明方法原理。

(4)乙酰半胱氨酸颗粒剂及乙酰半胱氨酸注射液可以采用本法进行含量测定吗?简要说明原因。

实验十八 │ 药用木糖醇的含量测定

一、实验目的

(1) 熟悉并掌握高碘酸钾滴定法的原理。

(2) 学习应用高碘酸钾滴定法对有邻位羟基的有机化合物进行含量测定的方法。

二、实验原理/方法

木糖醇($C_5H_{12}O_5$)是从白桦树、橡树、玉米芯及甘蔗渣等植物原料中提取出来的一种天然甜味剂。由于其代谢不受胰岛素调节,在人体内代谢完全,可作为糖尿病患者的热能源。由于木糖醇结构中含有邻位羟基,可利用高碘酸及其盐具有选择性氧化有邻位羟基的有机化合物这一特性而对木糖醇进行含量测定。

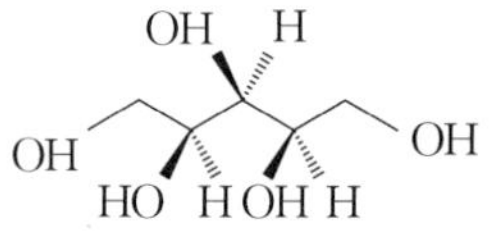

$$CH_2OH\text{-}(CHOH)_3\text{-}CH_2OH + 5IO_4^- + 2H^+ \longrightarrow$$
$$2HCHO + 3HCOOH + 5IO_3^- + 2H_2O$$
$$IO_4^- + 7I^- + 8H^+ \longrightarrow 4I_2 + 4H_2O$$
$$IO_3^- + 5I^- + 6H^+ \longrightarrow 3I_2 + 3H_2O$$
$$I_2 + 2Na_2S_2O_3 \longrightarrow 2NaI + Na_2S_4O_6$$

三、仪器和试药

1. **仪器** 万分之一分析天平,称量瓶,容量瓶(100 ml),移液管(5 ml、

25 ml),碘量瓶(250 ml),滴定管(棕色,50 ml)。

2. 试药 高碘酸钾溶液(称取高碘酸钾 2.3 g,加 1 mol/L 硫酸溶液 16.3 ml 与水适量使溶解,再用水稀释至 500 ml),木糖醇试样,硫酸溶液 0.5 mol/L,碘化钾固体,淀粉溶液(0.5%),$Na_2S_2O_3$ 滴定液(0.1 mol/L)。

四、实验操作

取药用木糖醇试样约 0.2 g,精密称定,加水溶解置 100 ml 容量瓶中,并稀释至刻度,摇匀;精密量取 5 ml,置碘量瓶中,精密加高碘酸钾溶液 15 ml 与硫酸溶液(0.5 mol/L)10 ml,置水浴加热 30 min,放冷。加碘化钾 1.5 g,密塞,轻轻振摇使溶解,在暗处放置 5 min,用 $Na_2S_2O_3$ 滴定液(0.1 mol/L)滴定,至近终点时,加淀粉溶液 10.5% 2 ml,继续滴定至蓝色消失,并将滴定的结果用空白试验校正。按下式计算木糖醇含量($M_{C_5H_{12}O_5}$ = 152.15)。

$$W\% = \frac{c_{Na_2S_2O_3} \times (V_0 - V_{样})_{Na_2S_2O_3} \times M_{C_5H_{12}O_5}}{m_s \times 1\,000} \times 100\% \qquad (公式\ 2-21)$$

五、注意事项

(1) 酸度和温度对反应速度均有较大影响。pH 值在 4 左右是氧化还原反应最合适的酸度,因此,配制高碘酸钾溶液时加入 1 mol/L 硫酸溶液。为了加快反应速度,置水浴加热 30 min,放冷后使用。

(2) 从上述反应式中可以看出,1 mol 高碘酸钾分子可释出 4 mol I_2,而被还原为碘酸钾后,则只释出 3 mol I_2,即碘酸钾释出的碘/高碘酸钾释出的碘比例为 3/4,即 75%。因此,滴定样品时消耗 $Na_2S_2O_3$ 滴定液的量是空白测定消耗量的 75%,则表明所加入的高碘酸钾已经全部被还原为碘酸钾而没有剩余或者过量,这种情况会出现加入的高碘酸钾刚好够用的可能,但是实际大多数的情况是高碘酸钾的用量不足,则反应没有办法进行完全,测定的结果必然是有误差的。实际滴定时,滴定样品所消耗的

$Na_2S_2O_3$ 标准溶液的量(体积数)必须大于空白测定消耗 $Na_2S_2O_3$ 标准溶液的量(体积数)的 80%,只有这样,才能保证木糖醇样品被高碘酸钾充分氧化。

六、思考题

(1) 水浴温度是指多少?

(2) 配制高碘酸钾溶液时为何需加入硫酸溶液?

(3) 测定木糖醇还可以用什么方法? 简要说明方法原理。

(4) 木糖醇颗粒剂的含量测定可以采用本法吗? 简要说明原因。

实验十九 │ 药用水杨酸镁中游离镁的检查

一、实验目的

(1) 熟悉并掌握配位滴定法的原理。

(2) 学习应用配位滴定法对药物中游离镁进行杂质检查的方法。

二、实验原理/方法

药用水杨酸镁($C_{14}H_{10}MgO_6 \cdot 4H_2O$)有抗炎、解热、镇痛作用,用于类风湿关节炎、结缔组织病、关节痛及风湿痛,亦用于滑囊炎。分子结构如下:

可应用配位滴定法对药用水杨酸镁中的游离镁含量进行检查。

$$Mg^{2+} + EDTA^{2-} \longrightarrow Mg\text{-}EDTA$$

三、仪器和试剂

1. **仪器**　万分之一分析天平,称量瓶,容量瓶(250 ml),移液管(50 ml),锥形瓶(250 ml),量筒(10 ml、50 ml),滴定管(50 ml)。

2. **试剂**　水杨酸镁试样,$NH_3 \cdot H_2O$ - NH_4Cl 缓冲溶液(pH=10.0),铬黑 T 指示剂,EDTA 滴定液(0.05 mol/L)。

四、实验操作

取本品约 1.0 g,精密称定,加水适量,振摇 15 min 后,转移至 250 ml 量瓶中,用水稀释至刻度,摇匀,滤过,精密量取续滤液 50 ml,置 250 ml 锥形瓶中,加水 50 ml、$NH_3 \cdot H_2O$ - NH_4Cl 缓冲液(pH=10.0)5 ml 与铬黑 T 指示剂约 0.02 g,用 EDTA 滴定液(0.05 mol/L)滴定至溶液由紫红色转变为纯蓝色。按下式计算药用水杨酸镁中游离镁的百分质量分数。按干燥品计算,含镁应为 7.9%~8.3%(M_{Mg}=24.30)。

$$W_{Mg}\% = \frac{c_{EDTA} \times V_{EDTA} \times M_{Mg}}{m_s \times \dfrac{50.00}{250.00} \times 1\,000} \times 100\% \qquad (公式\ 2\text{-}22)$$

五、注意事项

(1) 水杨酸镁试样溶解速度较慢,可以超声或者加热加速溶解。

(2) 水杨酸镁具有风化性,注意常温密闭避光,通风干燥。

六、思考题

(1) 为何要对水杨酸镁中的游离镁含量进行检查?

（2）应用配位滴定法对游离镁进行含量测定时，水杨酸镁是否会对测定结果产生影响？为什么？

实验二十 | 中药大青盐的含量测定

一、实验目的

（1）熟悉并掌握沉淀滴定法的原理。

（2）学习应用沉淀滴定法对中药大青盐中主成分氯化钠（NaCl）进行含量测定的方法。

二、实验原理/方法

中药大青盐为卤化物类石盐族湖盐结晶体，具有泻热、凉血、明目、润燥之功效。常用于尿血、吐血、齿舌出血、目赤肿痛、风眼烂弦、牙痛、大便秘结等，主要成分为 NaCl。本品含 NaCl 不得少于 97.0%。可应用银量法对大青盐中 NaCl 进行含量测定。

$$Ag^+ + Cl^- \longrightarrow AgCl \downarrow$$

三、仪器和试药

（1）仪器：万分之一分析天平，称量瓶，滴定管（50 ml）。

（2）试药：硝酸银滴定液（0.1 mol/L），大青盐细粉试样，糊精溶液（1→50），碳酸钙（分析纯），荧光黄指示剂（0.1%乙醇溶液）。

四、实验操作

取大青盐细粉约 0.15 g，精密称定，置锥形瓶中，加水 50 ml 溶解，加糊精溶液 10 ml,碳酸钙 0.1 g 与荧光黄指示剂 8 滴,用硝酸银滴定液(0.1 mol/L)滴定至浑浊液由黄绿色变为微红色,即得。大青盐试样中含 NaCl 不得少于 97.0%。

按下式计算大青盐试样中 NaCl 的百分质量分数($M_{NaCl}=58.44$)。

$$W_{NaCl}\% = \frac{c_{AgNO_3} \times V_{AgNO_3} \times M_{NaCl}}{1\,000 \times m_s} \times 100\% \qquad (公式 2-23)$$

五、注意事项

大青盐单晶体呈立方体状,多棱,常连接在一起,呈不规则块状,使用前需粉碎。

六、思考题

(1) 实验中加水溶解大青盐后,为何要加入糊精溶液?
(2) 实验中加入碳酸钙的目的是什么?
(3) 能否用莫尔(Mohr)法测定大青盐中 NaCl 含量?

实验二十一 卡尔-费休法测定有机物中微量水分的含量

一、实验目的

(1) 掌握卡尔-费休法的原理。
(2) 学习应用卡尔-费休法测定有机物中微量水分含量的方法。
(3) 了解应用永停滴定法指示滴定终点的方法。

二、实验原理/方法

碘和二氧化硫在吡啶和甲醇溶液中,有水分存在时,可定量地发生氧化还原反应：

$$I_2 + SO_2 + H_2O + 3C_5H_5N \longrightarrow 2C_5H_5N \cdot HI + C_5H_5N \cdot SO_3$$

不稳定的硫酸酐吡啶与甲醇作用转变为稳定的甲基硫酸氢吡啶。

$$C_5H_5N \cdot SO_3 + CH_3OH \longrightarrow C_5H_5NHSO_4CH_3$$

总反应式为：

$$I_2 + SO_2 + H_2O + 3C_5H_5N + CH_3OH \longrightarrow 2C_5H_5N \cdot HI + C_5H_5NH \cdot SO_4CH_3$$

碘的消耗量与水的含量有定量关系，测出碘的消耗量，即可求得有机物中水分的含量。

三、仪器和试药

1. **仪器**　水分测定装置如图 2-1 所示。

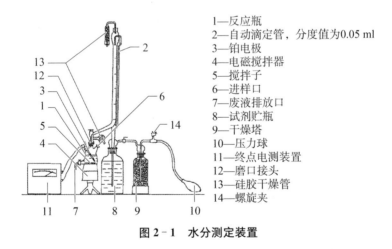

1—反应瓶
2—自动滴定管，分度值为0.05 ml
3—铂电极
4—电磁搅拌器
5—搅拌子
6—进样口
7—废液排放口
8—试剂贮瓶
9—干燥塔
10—压力球
11—终点电测装置
12—磨口接头
13—硅胶干燥管
14—螺旋夹

图 2-1　水分测定装置

2. **试药**

(1) 碘:升华碘或分析纯碘,在存有浓硫酸的干燥器内干燥 48 h。

(2) 二氧化硫:取自钢瓶装或用亚硫酸钠与硫酸反应制取,并经浓硫酸干燥。

(3) 无水吡啶:取 500 ml 分析纯吡啶置于干燥试剂瓶中,加 0.4 nm 分子筛 50 g,塞紧瓶塞,放置 24 h 以上,吸取上层清液使用。

（4）无水甲醇:取分析纯甲醇(同上法),用 0.4 nm 分子筛处理。

（5）水基准液(0.002 g/ml):精确称取 0.2000 g 的水加于 100 ml 干燥容量瓶中,加入无水甲醇 90 ml,用无水甲醇定容至刻度线。

（6）卡尔-费休试剂:取无水吡啶 270 ml 与碘 85 g,加于 1 000 ml 干燥的棕色磨口试剂瓶中,盖紧瓶塞,注意冷却,振摇至碘全部溶解。加入无水甲醇 670 ml,称重。在冰盐浴中缓缓通入已干燥的二氧化硫,使棕色试剂瓶增重 65 g 左右,盖紧瓶塞摇匀,于暗处放置 24 h 以上备用。

四、实验操作

1. 卡尔-费休试剂的标定　加 50 ml 无水甲醇于反应瓶中(甲醇用量必须淹到电极),接通电源,开动磁力搅拌器,用卡尔-费休试剂滴定至电流计产生大的偏转并保持 1 min 内不变,即为终点(不记录卡尔-费休试剂的体积)。精确吸取 5.00 ml 水基准液,迅速从进样口加入反应瓶,按上述滴定操作进行标定。记录水基准液消耗卡尔-费休试剂的体积 V_1。

按下式计算卡尔-费休试剂的滴定度:

$$T = \frac{m_1}{V_1} \qquad (公式 2 - 24)$$

式中: T,卡尔-费休试剂的滴定度(g/ml); m_1,5.00 ml 水基准液中水的质量(g); V_1,标定时消耗卡尔-费休试剂的体积(ml)。

2. 试样中水分的测定　精密称取一定量的试样(按含水量 0.01～0.04 g 计算大致取样量)。按标定卡尔-费休试剂的操作,首先用卡尔-费休试剂滴去无水甲醇中的微量水(不记录卡尔-费休试剂的体积)。然后打开进样口橡皮塞,迅速加入精密称取好的试样,按上述方法滴定至终点,记录试样消耗卡尔-费休试剂的体积 V_2。

3. 试样中水分的含量计算

$$W = T \times \frac{V_2}{m_2} \times 100 \qquad (公式 2 - 25)$$

式中:w,试样中水的质量分数(%);T,卡尔-费休试剂对水的滴定度(g/ml);V_2,滴定试样所消耗卡尔-费休试剂的体积(ml);m_2,试样的质量(g)。

五、注意事项

（1）实验中所用试剂和器皿须注意保持干燥。

（2）卡尔-费休试剂须注意避光保存,并于暗处放置 24 h 以上方可使用。

六、思考题

（1）为何用卡尔-费休试剂滴定至电流计产生大的偏转并保持 1 min 内不变即为终点?

（2）试说明水分含量计算式的原理。

（3）还有哪些方法可以用于有机物中微量水分的含量测定?

第三章

仪器分析实验

第一节　基础实验

| 实验二十二 | pH 计的使用及溶液 pH 值的测定

一、实验目的

(1) 掌握用 pH 计测定溶液 pH 值的方法。

(2) 了解用 pH 标准缓冲溶液定位的意义和温度补偿装置的作用。

(3) 加深对溶液 pH 值测定原理和方法的理解。

二、实验原理/方法

　　直接电位法测定溶液 pH 值常选用玻璃电极作为指示电极（负极），饱和甘汞电极作为参比电极（正极），浸入待测溶液中组成原电池：

Ag│AgCl(S)，内充液│玻璃膜│试液 ‖ KCl(饱和)，Hg_2Cl_2│(S)Hg(＋)

此原电池的电动势：

$$E = \phi_{甘} - \phi_{玻} = \phi_{甘} - \left(K - \frac{2.303RT}{F} \right) pH = K' + \frac{2.303RT}{F} pH$$

（公式 3－1）

三、仪器和试药

1. **仪器** pH 计,复合 pH 玻璃电极。
2. **试药** pH 缓冲溶液,待测试液。

四、实验操作

(1) 电极安装:将复合玻璃电极保护套拿下来,用蒸馏水清洗电极后方可使用。使用时,电极球泡应浸于溶液中。

(2) pH 计的定位(校准)、检验:

1) 定位(校准):选用 2 个合适的、已知 pH 值的标准缓冲溶液(pH=4.00、pH=6.86、pH=9.18 缓冲溶液),按 pH 计使用说明书操作。

2) 检验:用定位好的 pH 计测量另一标准缓冲溶液。检验时所用标准缓冲溶液与定位时标准缓冲溶液 pH 应相差 3 个单位左右。

若测得检验用标准缓冲溶液的测定值与实际值之差符合要求(ΔpH≤0.02),则待测试液的 pH 实测值即为其 pH 值,若不符合要求,则需重新定位、检验。

(3) 测定待测溶液 pH 值。

五、注意事项

(1) 玻璃电极下端的玻璃球很脆弱,应避免与硬物接触,使用时需要注意任何破损或擦毛都会使电极失效。实验结束后,需将电极保护套套上,电极套内应放少量饱和 KCl 溶液,以保持电极球泡的湿润,切忌长时间浸泡在蒸馏水中。

(2) 在每次标定、测量后进行下一次操作前,应该用蒸馏水或去离子水充分清洗电极,再用被测液清洗一次电极。

(3) 定位(校准)所选用标准缓冲溶液与待测液的 pH 应尽量接近(ΔpH<3),以消除残余液接电位。

(4) 测定标准缓冲溶液和待测液时的温度应保持一致。

六、思考题

(1) pH 计上"温度"及"定位"的作用是什么?

(2) 使用玻璃电极时应该注意的问题有哪些?

(3) pH 电极球泡为何需浸泡在饱和 KCl 溶液中?

(4) pH 电极球泡应避免长时间浸泡在蒸馏水中的原因是什么?

实验二十三｜磷酸的电位滴定

一、实验目的

(1) 掌握电位滴定法的原理。

(2) 掌握应用电位滴定法确定酸碱滴定终点的方法。

(3) 学会用电位滴定法测定弱酸 pKa 值的方法。

二、实验原理/方法

电位滴定法是根据在滴定过程中指示电极电位(或 pH 值)的变化来确定终点的方法。电位滴定的仪器装置如图 3-1 所示。

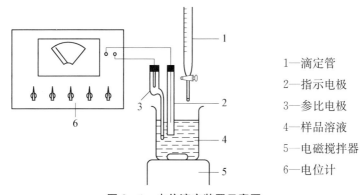

1—滴定管

2—指示电极

3—参比电极

4—样品溶液

5—电磁搅拌器

6—电位计

图 3-1　电位滴定装置示意图

以滴定过程中消耗 NaOH 滴定液的体积 V(ml)对相应的溶液 pH 值作图,曲线上有两个滴定突跃,对应的 pH 值分别为 4.0~5.0 和 9.0~10.0。可通过图解法和二阶微商内插法确定终点并可求出磷酸试样的浓度,还可求算出 H_3PO_4 的离解常数 pK_{a1} 和 pK_{a2}。

三、仪器和试药

1. **仪器** pHS‑3C 型 pH 计,复合 pH 玻璃电极,电磁搅拌器,磁力搅拌子滴定管 50 ml 等。

2. **试药** NaOH 滴定液(0.1 mol/L),H_3PO_4 样品溶液(0.1 mol/L)。

四、实验操作

(1) 用两种标准缓冲溶液校准 pH 计。

(2) 精密量取 H_3PO_4 样品溶液 10.00 ml,置 100 ml 烧杯中,加蒸馏水 10 ml,加入磁力搅拌子,插入复合 pH 玻璃电极。开启电磁搅拌器,在溶液不断搅拌下,用 NaOH 滴定液(0.1 mol/L)滴定。每加约 2 ml 滴定液,记录 pH 值。在接近化学计量点时(加入 NaOH 液时引起溶液的 pH 值变化逐渐增大),每次加入滴定液的体积逐渐减小,在化学计量点前后若干滴时,每加入 2 滴(约 0.1 ml)即记录一次 pH 值。每次加入的体积最好相等,这样在数据处理时较为方便。继续滴定至已过第二个化学计量点为止。

(3) 按 pH‑V,$\Delta pH/\Delta V$‑V 法作图以及按 $\Delta^2 pH/\Delta V^2$‑V 法计算确定出化学计量点,并计算出 H_3PO_4 溶液的确切浓度。

(4) 由 pH‑V 曲线找出第一个化学计量点前半中和点的 pH 值,以及第一化学计量点与第二化学计量点间半中和点的 pH 值,分别计算 H_3PO_4 的 K_{a1} 和 K_{a2}。

五、注意事项

(1) 在计量点前后应等量小体积加入 NaOH 滴定液,仔细观察。

（2）为便于数据处理,应在第二计量点后 pH 值为 11.5 以上时方可结束
滴定。

六、思考题

（1）H_3PO_4 为三元酸,用 NaOH 滴定液滴定时,为什么只观察到 2 个滴
定突跃?

（2）第一计量点和第二计量点消耗的 NaOH 滴定液的体积是否相等?
试分析原因。

（3）除电位滴定法外,还有哪些方法可以测量弱酸的 K_a 值? 简述方法
原理及简要步骤。

实验二十四 | 永停滴定法测定磺胺嘧啶的含量

一、实验目的

（1）掌握永停滴定法指示重氮化滴定终点的原理。
（2）学习应用永停滴定法标定亚硝酸钠标准溶液浓度的方法。
（3）学习应用永停滴定法测定具有芳伯胺基结构的药物含量的方法。

二、实验原理/方法

永停滴定法是将两支完全相同的铂电极插入待测溶液中,在两电极间
外加一小电压,根据可逆电对有电流产生,不可逆电对无电流产生的现象,
通过观察滴定过程中电流变化情况以确定滴定终点的方法。

磺胺嘧啶是具有芳伯胺基结构的药物,它在酸性条件下,可与亚硝酸钠
定量完成重氮化反应,反应式如下:

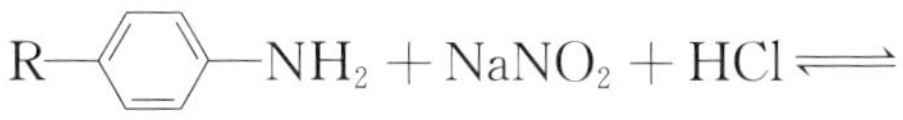

$$R-\!\!\!\!\bigcirc\!\!\!\!-NH_2 + NaNO_2 + HCl \Longleftrightarrow$$

$$\left[\ R\!-\!\!\left\langle\bigcirc\right\rangle\!\!-\!\overset{+}{N}\!\equiv\!N\ \right]Cl^-+H_2O+NaCl$$

阳极　$NO+H_2O \longrightarrow HNO_2+H^++e^-$

阴极　$HNO_2+H^++e^- \longrightarrow NO+H_2O$

化学计量点时,电路由原来的无电流通过变为有电流通过,检流计指针偏转不再回零。

三、仪器和试药

1. **仪器**　铂电极(1支),灵敏检流计,电磁搅拌器,电位计(或 pH 计),滴定管(50 ml)等,或者采用全自动滴定仪。

2. **试药**　$NaNO_2$ 滴定液(0.1 mol/L),浓氨试液,盐酸(1→2),KBr(分析纯),磺胺嘧啶(原料药),对氨基苯磺酸(基准物质)。

四、实验操作

(1) 按图 3-2 连接永停滴定法实验装置。

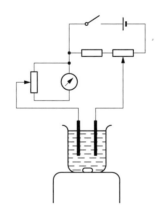

图 3-2　永停滴定装置示意图

(2) $NaNO_2$ 滴定液(0.1 mol/L)标定:精密称取在 120 ℃干燥至恒重的基准物对氨基苯磺酸($C_6H_7O_3NS$)0.4 g,加浓氨试液 3 ml 使溶解,再加蒸馏水 30 ml,再加盐酸(1→2)20 ml,混匀,在电磁搅拌下用 NaNO₂ 滴定液(0.1 mol/L)滴定,直至检流计发出蜂鸣声,即达终点。记录所用 NaNO₂ 滴定液的体积,按下式计算 NaNO₂ 滴定液的浓度($M_{C_6H_7O_3NS}$=173.2)。

$$c_{NaNO_2} = \frac{m_{C_6H_7O_3NS} \times 1\,000}{V_{NaNO_2} \times M_{C_6H_7O_3NS}} \qquad (公式\ 3-2)$$

(3)磺胺嘧啶样品的含量测定:精密称取磺胺嘧啶样品 0.5 g,加盐酸(1→2)10 ml 使溶解,再加蒸馏水 50 ml 及 KBr 1 g,在电磁搅拌下用 NaNO₂ 滴定液(0.1 mol/L)滴定,直至检流计发出蜂鸣声,即达终点。记录所用 NaNO₂ 滴定液的体积,按下式计算磺胺嘧啶样品的百分含量($M_{C_{10}H_{10}N_4O_2S}$=250.3)。

$$W_{C_{10}H_{10}N_4O_2S}\% = \frac{(cV)_{NaNO_2} \times M_{C_{10}H_{10}N_4O_2S}}{m_s \times 1\,000} \times 100\% \qquad (公式\ 3-3)$$

五、注意事项

(1)滴定至近终点时,应注意滴定速度要慢,仔细观察检流计指针偏转的突跃现象。

(2)采用全自动滴定仪时,注意调整好快慢滴的速度,滴定前排除气泡。

六、思考题

(1)测定磺胺嘧啶含量时,加入 KBr 的目的是什么?

(2)亚硝酸钠滴定法操作时有哪些注意事项?简要说明。

(3)本实验中为何以电路由原来的无电流通过变为有电流通过作为滴定终点判断的标准?简要说明原理。

实验二十五 │ 维生素 B$_{12}$ 吸收光谱的绘制及
其注射液的鉴别和含量测定

一、实验目的

(1) 掌握应用吸光系数比值进行药物鉴别的原理。
(2) 掌握应用吸光系数法进行药物含量测定的原理。
(3) 掌握紫外-可见分光光度计的使用方法。
(4) 学习应用紫外-可见分光光度法进行药物鉴别和含量测定的方法。
(5) 熟悉绘制吸收光谱的一般方法。

二、实验原理/方法

利用分光光度计能连续变换波长的性能,可以绘制有紫外-可见吸收溶液的吸收光谱(曲线),为使用吸收光度法进行含量测定提供选择波长的依据。

维生素 B$_{12}$ 是含钴的有机药物,为深红色结晶。维生素 B$_{12}$ 注射液用于治疗贫血等疾病。注射液的标示含量有每毫升含维生素 B$_{12}$ 50 μg、100 μg 或 500 μg 等规格。本实验用维生素 B$_{12}$ 的水溶液,浓度为 100 μg/ml,水为空白,绘制紫外-可见光区吸收光谱。

维生素 B$_{12}$ 吸收光谱上有 2 个吸收峰:(361±1)nm 与 (550±1)nm。求出其相应的吸光系数,用它们的比值来进行鉴别。在 361 nm 处的吸收峰干扰因素少,吸收又最强,《中国药典》2020 年版规定以 (361±1)nm 处吸收峰的吸光度测定注射液含量。

三、仪器和试药

1. 仪器 紫外分光光度计,石英吸收池(1 cm),玻璃仪器若干。

2. 试药　维生素 B_{12}（对照品），维生素 B_{12} 注射液（100 μg/ml）。

四、实验步骤

1. 吸收光谱的绘制　取维生素 B_{12}（对照品）适量，配制成浓度约为 10 μg/ml 的水溶液。将此被测溶液与水（空白）分别盛装于 1 cm 厚的吸收池中，安置于仪器的吸收池架上。按仪器使用方法进行操作。从波长 200～400 nm 开始，每隔 20 nm 测量一次用空白调节 100% 透光后被测溶液的吸光度。在有吸收峰或吸收谷的波段再以 5 nm 或 2 nm 的间隔测定，必要时重复一次，记录不同波长处的吸光度值。

以波长为横坐标，吸光度为纵坐标，通过电脑作图连成平滑曲线，即得吸收光谱。从曲线上可查见溶液吸收最强的波长。

2. 注射液的鉴别　取维生素 B_{12} 注射液样品，按照其标示含量，精密吸取一定量，用水适量稀释，使稀释液维生素 B_{12} 含量约为 25 μg/ml。置石英吸收池中，以水为空白，分别在（361±1）nm 与（550±1）nm 波长处，测定吸光度，并计算两个波长下吸光度的比值。

与规定值比较，得出结论（361 nm 波长处的吸光度与 550 nm 波长处的吸光度的比值应为 3.15～3.45）。

3. 含量测定　设鉴别项下在（361±1）nm 波长测得的吸光度为 $A_样$，试液中维生素 B_{12} 的浓度 c（μg/ml）则可按下式计算：

$$c_{B_{12}}(\mu g/ml) = A_样 \times 48.31 \qquad （公式 3\text{-}4）$$

以上计算式可由下法导出：

根据朗伯-比尔定律：$A = Ecl$

$$c_{B_{12}}(g/100\ ml) = A_样 / E_{1\,cm}^{1\%} \times 1 = A_样 / 207$$

将浓度单位换算成 μg/ml 得：

$$c_{B_{12}}(\mu g/ml) = A_样 / 207 \times 10^6 / 100 = A_样 \times 48.31$$

五、注意事项

(1) 绘制吸收光谱时,应注意必须使曲线光滑,尤其是在吸收峰处,可考虑两侧多测几个波长点。

(2) 本实验采用吸光系数法定量,仪器的波长精度对测定结果影响较大。由于仪器的波长精度可能存在误差,因此测定前,应先在仪器上找出(361 ± 1) nm与(550 ± 1) nm两个最大吸收峰的确切波长位置。

(3) 本实验用吸光系数法测定维生素 B_{12} 注射液的浓度,亦可采用工作曲线法定量。

六、思考题

(1) 单色光不纯对于测得的吸收光谱有何影响?

(2) 利用邻组同学的实验结果,比较同一溶液在不同仪器上测得的吸收光谱的形状,吸收峰波长以及相同浓度的吸光度等有无不同,试做解释。

(3) 比较用吸光系数法和工作曲线法进行含量测定的优缺点并简要说明理由。

实验二十六 | 硫酸奎宁的激发光谱和发射光谱测定

一、实验目的

(1) 掌握荧光的激发光谱和发射光谱的概念及其测定方法。

(2) 熟悉荧光分光光度计的使用方法。

二、实验原理/方法

任何荧光物质都具有两种特征光谱：激发光谱和发射光谱。物质的激发光谱和发射光谱是定性分析的依据，也是定量测定时选择激发波长 λ_{ex} 和发射波长 λ_{em} 的依据。在荧光分析法中，一般最大激发波长 λ_{ex} 和最大发射波长 λ_{em} 是最灵敏的光谱条件。

奎宁是奎尼丁的光学异构体，能产生较强的荧光，可以在荧光分光光度计上描绘其激发光谱和发射光谱。奎宁的分子结构如下：

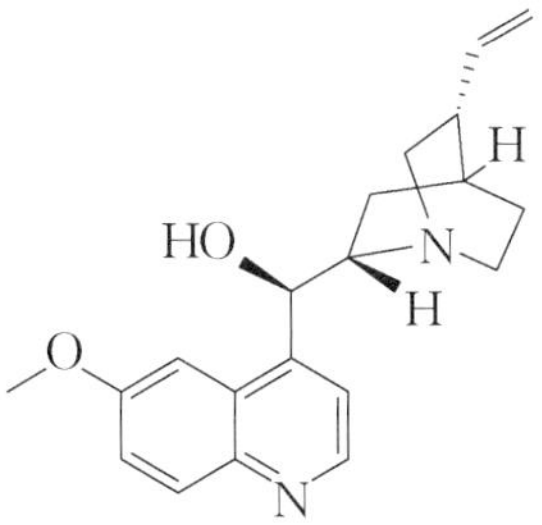

三、仪器和试药

1. **仪器**　荧光分光光度计，荧光比色皿。
2. **试药**　硫酸奎宁对照品溶液（0.1 μg/ml）。

四、实验操作

（1）荧光分光光度计预热。

（2）将 0.1 μg/ml 硫酸奎宁标准溶液置于荧光比色皿中。

（3）固定激发波长 365 nm，对发射波长进行扫描，设定扫描范围 280～550 nm，参数 2.5 nm 狭缝宽度和 PMT400，得到发射光谱和 $\lambda_{em\text{-}max}$。

（4）设定发射波长为 $\lambda_{em\text{-}max}$（至激发波长峰值位置），对激发波长进行扫描，设定扫描范围 280～550 nm，得激发光谱和 $\lambda_{ex\text{-}max}$。

（5）试比较激发光波长 $\lambda_{ex\text{-}max}$ 和 365 nm 的发射光谱形状。

五、注意事项

（1）荧光比色皿四面透光，请注意拿取时手不要接触透光面。

（2）比色皿在放入荧光分光光度计前需将外表面擦拭干净，不能把试剂带入仪器。

六、思考题

（1）何谓激发光谱？何谓发射光谱？

（2）选择不同的激发波长，得到的发射光谱的形状是否一致？简要说明原因。

（3）选择不同的发射波长，得到的激发光谱的形状是否一致？简要说明原因。

实验二十七 ┃ 傅里叶变换红外光谱仪的性能检查

一、实验目的

（1）了解傅里叶变换红外光谱仪的工作原理。

（2）了解傅里叶变换红外光谱仪的性能指标和检查方法。

（3）学习傅里叶变换红外光谱仪的使用方法。

二、实验原理/方法

通过测定聚苯乙烯红外波长标准物质的红外吸收光谱，检查红外光谱仪器的分辨率和波数准确度等性能。

三、仪器和试药

1. **仪器**　傅里叶变换红外光谱仪。
2. **试药**　聚苯乙烯红外波长标准物质。

四、实验操作

(1) 仪器参数设置：开机，进入界面按程序菜单操作。

(2) 聚苯乙烯红外波长标准物质的红外光谱图测绘：按菜单选择样品扫描程序，在 $400\sim4\,000\,cm^{-1}$ 范围内进行扫描得聚苯乙烯红外波长标准物质的红外光谱图。

(3) 吸收峰标注：按菜单选择，标注各吸收峰波数值。

(4) 图谱打印。

(5) 分辨率检查：要求在 $3\,110\sim2\,850\,cm^{-1}$ 范围内清晰地分辨出不饱和碳氢与饱和碳氢伸缩振动的 7 个峰，从约 $1\,583\,cm^{-1}$ 最高点至约 $1\,590\,cm^{-1}$ 最低点波谷深度的透光率应不小于 12%，从约 $2\,851\,cm^{-1}$ 最高点至约 $2\,870\,cm^{-1}$ 最低点波谷深度的透光率应不小于 18%。

(6) 波数准确度检查：用 $2\,851\,cm^{-1}$、$1\,601\,cm^{-1}$、$1\,028\,cm^{-1}$ 及 $907\,cm^{-1}$ 处的吸收峰对波数进行校正。在 $400\sim4\,000\,cm^{-1}$ 区间，吸收峰位的测得值与标准物质的标准值之差应在 $\pm2\,cm^{-1}$ 范围内(表 3 - 1)。

表 3 - 1　聚苯乙烯红外波长标准物质的主要红外吸收峰(cm^{-1})

序号	1	2	3	4	5	6
波数(cm^{-1})	3 082.19	3 060.03	3 026.42	3 001.40	2 850.13	1 601.35
序号	7	8	9	10	11	12
波数(cm^{-1})	1 583.64	1 154.64	1 069.20	1 028.35	906.82	842.08

五、注意事项

仪器及样品应避免受潮,实验应在低湿度环境中进行。

六、思考题

(1) 若样品受潮,对测定结果将产生何种影响?

(2) 对本实验表中列出的聚苯乙烯红外波长标准物质的主要红外吸收峰进行归属(即说明各吸收峰属于哪个官能团的特征吸收峰)。

实验二十八 | 阿司匹林红外光谱的测定(固体压片法)

一、实验目的

(1) 熟悉傅里叶变换红外光谱仪的使用方法。

(2) 了解红外光谱测定的各种制样方法,掌握压片法的操作规程。

(3) 学习测定药物红外光谱的方法。

二、实验原理/方法

1. 红外光谱法对试样的要求

(1) 试样应为"纯物质"(>98%),通常在分析前,样品需要纯化。

(2) 试样不含有水(水可产生红外吸收且可侵蚀盐窗)。

(3) 试样浓度或厚度应适当,以使 T 在合适范围。

2. 制样方法

(1) 固体样品-压片法、溶液法和糊状法。

(2) 液体样品-液膜法。

三、仪器和试药

1. **仪器**　傅里叶变换红外光谱仪,电子天平,玛瑙研钵,压片机,压片专用模具,样品架。

2. **试药**　KBr(光谱纯),阿司匹林(对照品)等。

四、实验操作

(1) 压片模具用纸擦拭干净保护油后方可使用。

(2) 称取干燥样品约 2 mg 置玛瑙研钵中磨细,加入干燥溴化钾细粉约 200 mg,与样品一起研磨均匀。

(3) 将磨好的物料加到压片专用模具中用专用压片机压成透明状小片。

(4) 取出小片并将其置于样品架上。

(5) 将样品架置于光路中进行测定。

(6) 测定完成后,压片模具用蒸馏水冲洗干净后,用纸擦干水分,然后再涂上保护油。

(7) 根据所得红外光谱,对样品的主要官能团的特征吸收峰进行归属。

五、注意事项

(1) 压片制样过程中,物料必须磨细并混合均匀。

(2) 仪器及样品应避免受潮,实验应在低湿度环境中进行。

六、思考题

(1) 红外制样方法主要有哪几种?

(2) 阿司匹林的主要特征峰有哪些? 在图谱上找出其羧基的相关峰。

实验二十九 | 气相色谱常用定性参数的测定

一、实验目的

（1）了解毛细管气相色谱仪的结构和特点。

（2）掌握毛细管气相色谱仪的使用方法。

（3）掌握色谱常用定性参数及其测定方法。

二、实验原理/方法

气相色谱(GC)定性的参数主要有保留时间(t_R)，保留体积(V_R)，相对保留值($r_{2,1}$)和保留指数等(I)。主要公式有：

调整保留时间 $t'_R = t_R - t_0$ （公式 3 - 5）

相对保留值 $r_{2,1} = \dfrac{t'_{R_2}}{t'_{R_1}} = \dfrac{V'_{R_2}}{V'_{R_1}}$ （公式 3 - 6）

保留指数 $I_x = 100 \left[z + n \, \dfrac{\lg t'_{R(x)} - \lg t'_{R(z)}}{\lg t'_{R(z+n)} - \lg t'_{R(z)}} \right]$ （公式 3 - 7）

z 与 $z+n$ 为正构烷烃对的碳原子数。规定正己烷、正庚烷及正辛烷的保留指数分别为 600、700 及 800，其余类推。多数同系物每增加一个 CH_2，保留指数约增加 100。

三、仪器和试药

1. **仪器**   毛细管气相色谱仪，HP - 5 毛细管色谱柱(柱长为 30 m，内径为 320 μm，膜厚度为 0.25 μm)，容量瓶(10 ml、100 ml)，气相色谱进样针(10 ml)。

2. **试药**   正庚烷(色谱纯)、正辛烷(色谱纯)，未知样品和二亚基亚砜(DMSO)溶剂。

四、实验操作

（1）样品制备：取干净洁净的容量瓶，准确称其重量，加入约 10 滴正庚烷，再准确称其重量；以同法，再分别加入正辛烷和未知样品，并记录重量，用 DMSO 定容。混匀，备用。

（2）色谱条件：HP－5 毛细管色谱柱程序升温，起始为 30 ℃，停留 4 min，以 20 ℃/min 升至 200 ℃；进样口温度 220 ℃；检测器温度 250 ℃；分流比为 10∶1。

（3）样品测定：在上述实验条件下，分别精密吸取对照品溶液与供试品溶液各 2 μl，注入气相色谱仪，运行工作站程序，得色谱图。

（4）由色谱图可得溶剂峰及各组分的保留时间。

（5）计算正庚烷、正辛烷及未知样品的各定性参数（调整保留时间、相对保留值及保留指数）。

五、注意事项

测定过程中应注意保持实验条件的一致性。

六、思考题

（1）试阐述各定性参数的特点。

（2）查阅文献，将实验中测得的正庚烷与正辛烷的定性参数与文献中的相应参数进行比较，并分析差异产生的原因。

实验三十 | 气相色谱法测定丁香中丁香酚的含量

一、实验目的

(1) 熟悉毛细管气相色谱仪的使用方法。

(2) 掌握各色谱定量分析法。

(3) 学习应用气相色谱法测定中药挥发性成分含量的方法。

二、实验原理/方法

丁香(*Eugenia caryophyllata Thunb.*)药材来源于桃金娘科植物的干燥花蕾,收载于《中国药典》2020 年版一部。药典中,采用气相色谱法来测定丁香药材中丁香酚的含量。

三、仪器和试药

1. **仪器**　毛细管气相色谱仪,硝基对苯二甲酸改性的聚乙二醇(FFAP),毛细管色谱柱(柱长为 30 m,内径为 0.32 mm,膜厚度为 0.25 mm),万分之一分析天平,超声仪,气相色谱进样针(10 ml),具塞瓶(50 ml),微孔滤膜。

2. **试药**　丁香酚对照品,丁香(粉末),正己烷(色谱纯)。

四、实验操作

1. **对照品溶液的制备**　取丁香酚对照品适量,精密称定,加正己烷制成每 1 ml 含 2 mg 的溶液,即得。

2. **供试品溶液的制备**　取本品粉末(过二号筛)约 0.3 g,精密称定,精密加入正己烷 20 ml,称定重量,超声处理 15 min,放置至室温,再称定重量,用正己烷补足减失的重量,摇匀,滤过,取续滤液,即得。

3. 色谱条件　毛细管色谱柱柱温 190 ℃;进样口温度 230 ℃;检测器温度 250 ℃;分流比为 10∶1。

4. 测定法　分别精密吸取对照品溶液与供试品溶液各 1 μl,注入气相色谱仪,测定,即得。

$$W\% = \frac{A_{样}}{A_{对照}} \times \frac{m_{对照}}{m_{样}} \times \frac{20.00}{1.00} \times 100\% \qquad (公式 3-8)$$

本品含丁香酚($C_{10}H_{12}O_2$)不得少于 11.0%。

五、注意事项

正己烷挥发性较强,制备对照品溶液时应采用具塞瓶,且瓶应干燥处理。

六、思考题

(1) 制备对照品溶液与供试品溶液的溶剂能否改成无水乙醇或其他溶剂?

(2) 供试品溶液制备时为何要在超声处理后加入正己烷补足减失的重量? 如不补足,会对测定结果造成何种影响?

(3) 实验条件中,是否可以采用程序升温操作?

(4) 简述各色谱定量分析法及其特点。本实验中应用的是哪种定量分析法?

┃实验三十一┃高效液相色谱仪的性能检查和参数测定

一、实验目的

(1) 了解高效液相色谱仪的主要性能指标及主要色谱参数。

（2）熟悉高效液相色谱仪性能检查和色谱参数测定的方法。

（3）了解高效液相色谱仪的一般使用方法。

二、实验原理/方法

1. **高效液相色谱仪的主要性能指标**   流量精度、噪音、漂移、检测限、定性重复性和定量重复性。

2. **主要的色谱参数**   理论塔板数（柱效参数）、分离度（分离参数）、容量因子和分离因子。

理论塔板数：$n = 5.54 \left(\dfrac{t_R}{W_{1/2}} \right)^2$ （公式 3 - 9）

理论塔板高度：$H = \dfrac{L}{n}$ （公式 3 - 10）

有效塔板数：$n = 5.54 \left(\dfrac{t'_R}{W_{1/2}} \right)^2$ （公式 3 - 11）

容量因子：$k = \dfrac{t_R - t_0}{t_0} = \dfrac{t'_R}{t_0}$ （公式 3 - 12）

分离因子：$\alpha = \dfrac{K_2}{K_1} = \dfrac{k_2}{k_1}$ （公式 3 - 13）

分离度：$R = \dfrac{t_{R_2} - t_{R_1}}{(W_1 + W_2)/2} = \dfrac{2(t_{R_2} - t_{R_1})}{W_1 + W_2}$ （公式 3 - 14）

三、仪器和试药

1. **仪器**   高效液相色谱仪，C_{18} 柱，容量瓶（10 ml）。

2. **试药**   苯（色谱纯），萘（色谱纯），苯磺酸钠（色谱纯），甲醇（色谱纯），纯净水等。

四、实验操作

（1）观察流动相流路，检查是否有渗漏，废液出口是否放好。

（2）流量精度的测定：在流量设定分别为 1.0 ml/min、2.0 ml/min 和 3.0 ml/min 时进行测定。用 10 ml 容量瓶在流动相出口处接收流出液。准确记录时间，换算成流速（ml/min），重复测定。

（3）基线稳定性：按照的色谱条件进行运行，观察噪声情况。

1）色谱条件：①色谱柱，Eclipse XDB - C18 柱（150×4.6 mm，5 μm）；②流动相，甲醇-水（V/V）= 85：15；③流速，1 ml/min；④进样量，20 μl；⑤紫外检测波长，254 nm。

2）贮备液和样品溶液的制备：

取苯 0.01 g，精密称定于 100 ml 量瓶中，用甲醇定容至刻度，作为苯贮备液，浓度为 0.1 mg/ml。精密吸取苯贮备液 1.0 ml，于 10 ml 量瓶中，用甲醇定容至刻度，作为苯样品溶液，浓度为 10 μg/ml。

取萘 0.02 g，精密称定于 100 ml 量瓶中，用甲醇定容至刻度，作为萘贮备液，浓度为 0.2 mg/ml。精密吸取萘贮备液 1.0 ml，于 10 ml 量瓶中，用甲醇定容至刻度，作为萘样品溶液，浓度为 20 μg/ml。

取苯磺酸钠 0.05 g，精密称定于 100 ml 量瓶中，用甲醇定容至刻度，作为苯磺酸钠贮备液，浓度为 0.5 mg/ml。精密吸取苯磺酸钠贮备液 1.0 ml，于 10 ml 量瓶中，用甲醇定容至刻度，作为苯磺酸钠样品溶液，浓度为 50 μg/ml。

3）检测限：采用信噪比法。即把已知低浓度试样测出的信号与空白样品测出的信号进行比较，计算出能被可靠地检测出的被测物质最低浓度或量。一般以信噪比为 3：1 时相应浓度或注入仪器的量确定检测限。

4）重复性：在规定范围内，取同一浓度（分析方法拟定的样品测定浓度，相当于 100% 浓度水平）的供试品，用至少 6 份的测定结果进行评价。苯（10 μg/ml）、萘（20 μg/ml）和苯磺酸钠（50 μg/ml，用于测定死时间 t_0）的甲醇，待仪器基线稳定后，进样 20 μl 进行色谱分析。

（4）色谱参数的测定：用得到的数据 t_0、t_R、h、$W_{1/2}$ 等计算上述各色谱参数（理论塔板数、理论塔板高度、有效塔板数、容量因子、分配系数比及分离度）。

五、注意事项

计算塔板数和分离度时，应注意 t_R 和 $W_{1/2}$ 的单位一致性。

六、思考题

（1）检测限和灵敏度有什么不同？

（2）分配系数比的意义是什么？

（3）如何通过实验条件的优化来提高分离度？

（4）选择苯磺酸钠作为标准物质测定色谱系统死时间的依据是什么？

（5）比较用苯和萘测得的数据分别计算出的色谱参数的差异。简要分析差异产生的原因。

｜实验三十二｜高效液相色谱法测定五味子中五味子醇甲的含量

一、实验目的

（1）熟悉高效液相色谱仪的一般使用方法。

（2）掌握色谱系统适用性实验的主要内容。

（3）学习应用高效液相色谱法测定中药主要成分含量的方法。

二、实验原理/方法

五味子是一味有价值的中药，味酸、性温，归肺、肾、心经，有收敛固涩、益气生津、补肾养心的功效。临床上主要用于肺虚久咳及肺肾不足之喘咳；阴虚盗汗或气虚自汗；津伤口渴、多汗、气短；精滑遗不止，遗尿；阴血不足之心悸、虚烦不眠、多梦等。五味子含有丰富的有机酸、维生素、类黄酮、植物固醇及有强效复原作用的木酚素（如五味子醇甲、五味子乙素或五味子脂素），它也是兼具补精、补气、补神三大补益作用的少数药材之一，能益气强肝、提高细胞排除废物的效率，具有兴奋呼吸中枢、抗氧化、增强糖代谢及增强免疫功能等作用。其主要成分五味子醇甲的分子结构式如下。

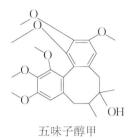

五味子醇甲

三、仪器和试药

1. **仪器**　高效液相色谱仪,超声仪 C$_{18}$ 柱,容量瓶(20 ml),移液管(1 ml),微孔滤膜等。

2. **试药**　五味子醇甲对照品,甲醇(色谱纯),纯净水,五味子(粉末)等。

四、实验操作

1. **色谱条件与系统适用性实验**　以十八烷基硅烷键合硅胶为填充剂;以甲醇-水(65∶35)为流动相;检测波长为 250 nm,理论板数按五味子醇甲峰计算应不低于 2 000。

2. **对照品溶液的制备**　取五味子醇甲对照品适量,精密称定,加甲醇制成每 1 ml 含五味子醇甲 0.3 mg 的溶液,滤过,取续滤液,即得。

3. **供试品溶液的制备**　取五味子粉末(过三号筛)约 0.25 g,精密称定,置 20 ml 容量瓶中加甲醇约 18 ml,超声处理(功率 250 W,频率 20 kHz)20 min,取出,加甲醇至刻度,摇匀,滤过,取续滤液,即得。

4. **测定法**　分别精密吸取对照品溶液与供试品溶液各 20 μl,注入高效液相色谱仪,测定,即得。本品含五味子醇甲(C$_2$H$_{32}$O$_7$)不得少于 0.40%。

$$W\% = \frac{A_{样}}{A_{对照}} \times \frac{m_{对照}}{m_{样}} \times \frac{20.00}{1.00} \times 100\% \qquad (公式 3 - 15)$$

五、注意事项

(1) 注意对照品溶液及供试品溶液均需用微孔滤膜过滤后方可进样检测。
(2) 测定过程中应注意保持实验条件的一致性。

六、思考题

(1) 测定五味子中五味子醇甲的含量还可以采用什么方法？简要说明方法原理和条件。
(2) 对照品溶液和供试品溶液进样前为何需要过滤?

实验三十三 | 高效液相色谱法测定黄体酮的含量

一、实验目的

(1) 掌握高效液相色谱法的分离原理、仪器构件及使用方法。
(2) 学习应用高效液相色谱仪测定原料药品含量的方法。
(3) 了解影响色谱峰的实验因素。

二、实验原理/方法

黄体酮(progesterone)又称孕酮激素、黄体激素,是卵巢分泌的具有生物活性的主要孕激素,分子式为 $C_{21}H_{30}O_2$;在辅助生殖、治疗月经病、预防先兆性流产等方面具有相应适应证。按照提取加工方式和结构的不同可分为天然黄体酮和人工合成孕酮。黄体酮分子结构式如下。

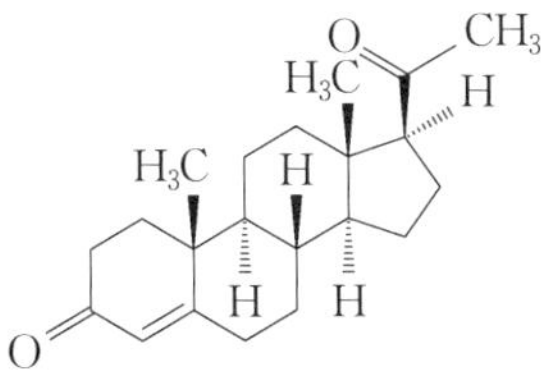

黄体酮

三、仪器和试剂

1. **仪器**　高效液相色谱仪，C_{18} 柱，微孔滤膜，容量瓶（10 ml），移液器（100～1 000 μl）等。

2. **试剂**　黄体酮对照品，黄体酮（原料药），甲醇（色谱纯），纯净水。

四、实验操作

1. **色谱条件**　以十八烷基硅烷键合硅胶为填充剂；以甲醇-水溶液（80∶20）为流动相；检测波长为 241 nm。

2. **黄体酮对照品溶液的制备**　取黄体酮对照品适量，精密称定，加甲醇制成每 1 ml 含 0.2 mg 的溶液，得黄体酮对照品储备溶液。用移液器精密吸取黄体酮对照品储备液，加流动相稀释至 6 μg/ml，微孔滤膜过滤，取续滤液，即得。

3. **供试品溶液的制备**　取黄体酮供试品适量，精密称定，加甲醇制成每 1 ml 含 0.2 mg 的溶液。用移液器精密吸取上述溶液，加流动相稀释至 6 μg/ml，0.24 μm 微孔滤膜过滤，取续滤液，即得。

4. **测定法**

1) 含量测定方法：分别精密吸取对照品溶液与供试品溶液各 10 μl，注入液相色谱仪，测定，即得。

$$W\% = \frac{A_{样}}{A_{对照}} \times \frac{m_{对照}}{m_{样}} \times 100\% \qquad （公式 3-16）$$

本品按干燥品计算，含 $C_{21}H_{30}O_2$ 应为 98.0%～103.0%。

2) 影响色谱峰的实验条件考察：按下述色谱条件（除另有规定外，其余不变)(表3-2),分别精密吸取对照品溶液10μl,注入液相色谱仪,测定,即得,并写出结果。

表3-2   影响色谱峰的条件考察因素

实验条件			结果		
流动相	进样量	检测波长	峰形	保留时间	峰面积
甲醇:水(V/V)80∶20	20μl	255 nm			
甲醇:水(V/V)80∶20	40μl	241 nm			
甲醇:水(V/V)60∶40	20μl	241 nm			
甲醇:水(V/V)80∶20 在8 min 内变为90∶10	20μl	241 nm			

五、注意事项

(1) 注意对照品溶液及供试品溶液均需用微孔滤膜过滤后方可进样检测。

(2) 测定过程中应注意保持实验条件的一致性。

(3) 改变实验条件,注意平衡系统后方可进样。

六、思考题

(1) 根据色谱条件改变后色谱峰的变化,可以得出哪些结论?

(2) 如何评价含量测定方法的准确度?

实验三十四 原子吸收分光光度法测定中药中重金属铜元素的检查

一、实验目的

(1) 掌握原子吸收分光光度法的基本原理。

（2）了解原子吸收分光光度计的基本结构。

（3）学习应用原子吸收分光光度法进行中药重金属元素检查的方法。

（4）学习应用标准曲线法进行定量分析的方法。

二、实验原理/方法

中药品种的原材料大多源于自然界的植物、动物和矿物,其存在有还残留物质或污染物的概率较高。中药中有害残留物或污染物的种类主要是残留农药和重金属等。重金属主要是指铅、汞、镉、铜、银、铋、锑、锡、砷等。因此,采用原子吸收光谱法测定中药中的重金属对药品的质量控制具有重要意义。

原子吸收光谱法是基于被测元素的基态原子在蒸气状态下对特征电磁辐射吸收进行元素定量分析的方法。当光源发射的某一特征波长的光穿过一定厚度的原子蒸气时,被测元素基态原子中的外层电子将选择性地吸收特征波长的谱线,与比色分析法一样,符合朗伯-比尔定律,即有:

$$A = Kbc \qquad\qquad （公式 3-17）$$

式中:A 为吸光度;K 为摩尔吸收系数;b 为吸收层厚度;c 为吸光物质的浓度。

根据这一关系可以用标准曲线法或标准加入法测定样品中某元素的含量。

三、仪器与试药

1. **仪器**　原子吸收分光光度计(铜元素空心阴极灯,波长 324.7 m,灯电流 3 mA,火焰为空气-乙炔),容量瓶(10 ml、25 ml),移液管(5 ml),烧杯(100 ml)。

2. **试药**　标准铜储备液(1 mg/ml,准确称取 0.500 0 g 金属铜于 100 ml 烧杯中,盖上表面皿,加入 1 ml 浓硝酸溶液溶解,然后把溶液转移到 500 ml 容量瓶中,用 2%硝酸稀释到刻度,摇匀备用),铜标准溶液(20 μg/ml,准确吸取 1 ml 上述标准铜储备液于 100 ml 容量瓶中,用 2%硝酸稀释到刻度,摇匀备用),硝酸(浓度 2%),山楂或牡蛎供试品粗粉。

四、实验操作

1. **标准曲线的绘制**　取 5 个 10 ml 的容量瓶,分别加入浓度为 $10\ \mu g/ml$ 的铜标准溶液 0.10 ml、0.20 ml、0.40 ml、0.60 ml 和 0.80 ml,用 2%硝酸稀释至刻度,同时做试剂空白,测定各标准溶液的 A 值,绘制 $A-c$ 标准曲线。

2. **供试品溶液的处理**　取山楂或牡蛎供试品粗粉 0.5 g,精密称定,置瓷坩埚中,于电热板上先低温炭化至无烟,移入马弗炉中,于 500 ℃灰化 5～6 h(若个别灰化不完全,加硝酸适量,于电热板上低温加热,反复多次直至灰化完全),取出冷却,加 10%硝酸溶液 5 ml 使溶解,转入 25 ml 量瓶中,用水洗涤容器,洗液合并于量瓶中,并稀释至刻度,摇匀,即得。同法同时制备试剂空白溶液。

3. **含量测定**　按上述仪器工作条件分别测定样品溶液 A 值,并同时做空白对照试验,由标准曲线上查得其浓度并计算百分含量。

五、注意事项

(1) 注意乙炔流量和压力的稳定性。

(2) 乙炔为易燃、易爆气体,应严格按操作步骤先通空气,后给乙炔气体;结束或暂停实验时,要先关闭乙炔气体,再关闭空气,避免回火。

(3) 数据处理:从标准曲线上,查出待测试样的浓度 $c\ (\mu g/L)$。

$$W_{Cu}\% = (cV/m) \times 100\% \qquad \text{(公式 3 - 18)}$$

式中:V 为待测试样溶液体积(ml);M 为称取的试样重量(mg)。

也可用线性方程法计算试样中铜离子的含量。

六、思考题

(1) 简述原子吸收分光光度法的基本原理。

（2）原子吸收分光光度计为何要用待测元素的空心阴极灯作光源？能否用氢灯或钨灯代替，为什么？

（3）本实验的主要干扰因素及其消除措施有哪些？

（4）标准溶液及供试品溶液的酸度对吸光度有什么影响？

实验三十五 | 阿魏酸的磁共振氢谱测定和解析

一、实验目的

（1）掌握磁共振波谱仪的使用方法

（2）掌握处理磁共振谱图软件的使用方法。

（3）理解磁共振波谱分析中化学位移、偶合常数等概念。

（4）学习应用磁共振波谱法对药物结构进行解析。

二、实验原理/方法

阿魏酸存在于阿魏、川芎、当归和升麻等多种中草药中，分子结构式为：

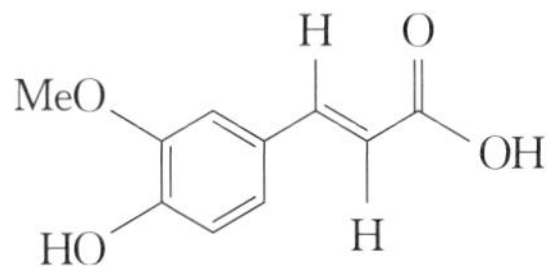

将样品阿魏酸溶解于 $DMSO\text{-}d_6$（TMS 为内标），在磁共振波谱仪上测定其氢谱，并进行解析。

三、仪器与试药

1. 仪器 磁共振波谱仪，样品管，磁共振样品管（直径 5 mm，长 20 cm），超声仪。

2. **试药**   阿魏酸(纯度＞99％),氘代二甲基亚砜(DMSO)-d_6(含 0.03％内标物 TMS)。

四、实验操作

1. **试样的制备**   在干燥洁净的样品管中加入阿魏酸约 5 mg,再加入 DMSO-d_6 0.5 ml,超声波震荡促溶,待测(一般 ^{1}H-NMR 的样品用量 5～10 mg,^{13}C-NMR 的样品用量 50～100 mg,溶剂用量为 0.5～0.6 ml)。

2. **谱图测定**   在实验教师指导下,按照磁共振波谱仪操作说明,测定 ^{1}H-NMR 谱。

3. **阿魏酸 ^{1}H-NMR 谱解析**

(1) 根据化学位移和峰裂分归属不同氢原子类型。

(2) 测定各峰的积分曲线高度,并将其转化为整数比,并与理论值相比较,分析误差。

(3) 确定各部分的偶合常数及自旋系统。

五、注意事项

(1) 使用心脏起搏器或者金属关节的人员不得接近磁体。

(2) 严禁携带铁磁性物质,如手表、手机、磁卡、钥匙、金属首饰等进入磁体周围。

(3) 严格遵守磁共振仪操作说明。

六、思考题

(1) 重水 D_2O 对 ^{1}H-NMR 谱有何影响?

(2) 影响化学位移的因素有哪些?

(3) 简述超导磁共振波谱仪的结构及工作原理。

第二节 进阶实验

| 实验三十六 | 离子选择性电极测定茶饮料和牙膏中氟离子含量

一、实验目的

(1) 熟悉总离子强度调节剂(TISAB)的配制及使用。

(2) 学习应用工作曲线法进行定量分析。

(3) 学习应用电位分析法测定溶液中氟离子含量的方法。

二、实验原理/方法

氟离子选择电极由 LaF 单晶薄片电极膜、Ag - AgCl 内参比电极及 NaCl - NaF 内充液组成,其电极电位为:

$$\phi = K'' - \frac{2.303RT}{F}\lg \alpha_{F^-} \qquad (公式 3 - 19)$$

当 pH 值为 5~6 时,α_{F^-} 在 $10^{-1} \sim 10^{-6}$ mol/L 范围内与 φ 呈线性关系。若控制标准溶液与待测试液离子强度基本一致,可用 C_{F^-} 代替 α_{F^-}:

$$\phi = K'' - \frac{2.303RT}{F}\lg C_{F^-} = K' + \frac{2.303RT}{F}pF \quad (公式 3 - 20)$$

测定时,氟离子选择电极连接在 pH 计上的"-"极上,饱和甘汞电极连接在"+"极上,其电池电动势与 pF 间如有如下关系:

$$E = \phi_{(+)} - \phi_{(-)} = \phi_{SEC} - \phi = \phi_{SEC} - \left(K' + \frac{2.303RT}{F}pF\right) = K - \frac{2.303RT}{F}pF$$

$$(公式 3 - 21)$$

本实验采用工作曲线法测定茶饮料或者牙膏溶液中氟离子的浓度,首先配制一系列含氟标准溶液,分别测定对应的电动势,作 E - pF 工作曲线。

然后测定样品(茶饮料或者牙膏溶液)的电动势 E_x,从工作曲线上求出 pF_x。测定时,标准溶液及样品中均加入 TISAB,用以控制溶液的离子强度。

三、仪器和试药

1. **仪器** pHS‐3C 型 pH 计,氟离子选择电极,饱和甘汞电极,50 ml 塑料烧杯,容量瓶(50 ml、100 ml、1 000 ml),刻度吸管(5 ml、10 ml),电磁搅拌器等。

2. **试药** NaF(分析纯),NaCl(分析纯),NaAc(分析纯),枸橼酸钠(分析纯),36% HAc(分析纯),蒸馏水,冰红茶样品,含氟牙膏样品。

四、实验操作

1. **NaF 储备液(10 mg/L)的配制** 精称 NaF 固体 0.12 g,用蒸馏水溶解于 100 ml 容量瓶中,定容。吸取此溶液 10 ml 于 1 000 ml 容量瓶中定容,即为含 F⁻ 10 mg/L 的储备液。

2. **TISAB 的配制** 称取 NaCl 58 g, NaAc 61.52 g,枸橼酸钠 0.3 g,36% HAc 41.6 ml,于 1 000 ml 容量瓶中溶解,加蒸馏水定容,摇匀。

3. **NaF 标准溶液的配制** 精密吸取 NaF 储备液(10 mg/L)1 ml、2 ml、3 ml、4 ml、5 ml,于 50 ml 容量瓶中,分别精密加 TISAB 25.00 ml,加蒸馏水定容,摇。即得含 NaF 分别为 0.2 mg/L、0.4 mg/L、0.6 mg/L、0.8 mg/L、1.0 mg/L 的标准溶液。

4. **NaF 标准溶液的测定** 将标准溶液倒入塑料杯中,浓度从稀到浓依次用 pH 计测定,记录电位读数。以电位值(mV)对 pF($pF = -LgC_F$)回归,计算回归方程。

$$E = A + BpF \qquad \text{(公式 3 - 22)}$$

5. **冰红茶样品溶液的配制与测定** 精密吸取市售冰红茶样品溶液 25.00 ml 于 50 ml 容量瓶中,用 TISAB 定容。倒入塑料杯中测定,计算茶饮料样品中的氟离子含量。

6. **牙膏样品溶液的配制与测定** 吸取市售含氟牙膏水溶液（浓度 12 mg/ml），滤膜过滤于烧杯中，精密取续滤液 1.0 ml，于 50 ml 容量瓶中，精密加入 25 ml TISAB，水定容。倒入塑料杯中测定，计算样品中的氟离子含量（mg/g）。

五、注意事项

（1）氟电极使用前应在浓度为 10^{-3} mol/L 的 NaF 溶液中浸泡活化 1 h 以上。使用前需在搅拌条件下用蒸馏水冲洗，并要多次更换烧杯中的蒸馏水，直至电池电动势稳定在一定值。

（2）测定溶液应按由稀到浓顺序测定，每测定完一个溶液，电极必须用蒸馏水冲洗，再用滤纸吸干方可进行下一个溶液测定。

（3）测量电池电动势应在搅拌下进行读数，搅拌速度应适宜。

六、思考题

（1）为什么要使用 TISAB？
（2）如何确定氟离子选择电极的测量范围？
（3）工作曲线法的特点是什么？

实验三十七 微量铁比色测定的条件选择

一、实验目的

（1）了解比色法测定物质含量的原理。
（2）熟悉紫外-可见分光光度计的使用方法。
（3）学习应用单因素实验法对实验条件进行优化。
（4）学习应用比色法测定溶液中微量铁含量的方法。

二、实验原理/方法

Fe^{3+}与磺基水杨酸(H$_2$SsaL)作用,在不同酸度下生成组成和颜色不同的配合物,如:①pH 值为 1.8～2.5 时生成[FeSSaL]$^+$,紫红色;②pH 值为 4～8 时生成[Fe(SsaL)$_2$]$^-$,棕褐色;③ pH 值为 8～11.5 时生成[Fe(SsaL)$_3$]$^{2-}$,黄色;④当 pH>12 时,Fe^{3+}水解生成 Fe(OH)$_3$ 沉淀,不能用于比色测定。本实验根据在 pH=10 的氨性条件下,Fe^{3+} 与 H$_2$SsaL 作用生成黄色的[Fe(SsaL)$_3$]$^{2-}$。本实验通过紫外-可见分光光度法测定 pH>9 时所形成的黄色三磺基水杨酸合铁(Ⅲ)的浓度来定量测定。

三、仪器和试药

1. 仪器 容量瓶(25 ml)。

2. 试药 Fe^{3+}标准溶液(50 μg/ml),NH$_4$Cl 溶液(10%),H$_2$SsaL 试剂(2%～10%),氨试液等。

四、实验操作

1. 实验操作

(1) 吸收曲线的制作和测量波长的选择:取 25 ml 容量瓶,分别精密吸取 Fe^{3+}标准溶液(50 μg/ml)0.00、3.00 ml,各加入 10% NH$_4$Cl 溶液 2 ml,H$_2$SsaL 试剂 2.0 ml(浓度分别为 2%、5%和 10%),滴加氨试液(0.00 的此项不做),振摇至溶液呈黄色,再多加氨试液 2.0 ml,加蒸馏水至刻度,摇匀。在 380～480 nm 波长下,每隔 10 nm 测一次吸光度,在最大吸收峰附近,每隔 2 nm 测定吸光度。以吸光度 A 为纵坐标,波长 λ 为横坐标,绘制 A 与 λ 关系的吸收曲线。从吸收曲线上选择测定 Fe^{3+}的适宜波长,一般选用最大吸收波长(λ_{max})为测定波长。

(2) 显色时间的确定:另取 25 ml 容量瓶,精密吸取 Fe^{3+} 标准溶液

$(50\,\mu g/ml)3.00\,ml$,加入 10% NH_4Cl 溶液 $2\,ml$,精密吸取相应浓度磺酸水杨酸试剂 $2.0\,ml$,滴加氨试液,振摇至溶液呈黄色,再多加氨试液 $2.0\,ml$,加蒸馏水至刻度,摇匀。在实验操作(1)选择的波长下分别测量 10 min、15 min、20 min、30 min 和 45 min 的吸光度。以吸光度 A 为纵坐标,时间 t 为横坐标,绘制 A 与 t 关系的吸收曲线。

（3）显色剂用量的选择：取 25 ml 容量瓶,分别精密吸取 Fe^{3+} 标准溶液 $(50\,\mu g/ml)3.00\,ml$,各加入 10% NH_4Cl 溶液 $2\,ml$,加入 $1.0\,ml$、$2.0\,ml$、$3.0\,ml$、$4.0\,ml$ 和 $5.0\,ml$ 的相应浓度的磺酸水杨酸试剂,滴加氨试液,振摇至溶液呈黄色,再多加氨试液 $2\,ml$,加蒸馏水至刻度,摇匀。在测定波长下,以蒸馏水为空白,测定吸光度。以吸光度 A 为纵坐标,相应浓度磺酸水杨酸的加入体积 V 为横坐标,绘制 A 与 V 关系的显色剂用量吸收曲线。从吸收曲线上选择相应浓度磺酸水杨酸测定 Fe^{3+} 显色剂的最大适宜用量。

2. 测定吸光度操作

（1）接通电源开关,调节波长。打开比色槽暗箱盖,预热 20 min。

（2）第一格放空白溶液,将空白溶液和待测液依次放入比色架上。

（3）合上比色槽暗箱盖,比色池处于空白校正位置,调节 $T=100\%$,反复几次。

（4）将比色杯杆轻轻拉出一格,记录 A 值,依次测第三、第四管。

（5）测定完毕,切断电源,洗净比色皿。

3. 实验结论　以当日组的统计数据得出实验结论：最佳波长是多少？最佳显色时间是何时？最佳的显色剂浓度和用量各是多少？

五、注意事项

（1）移液管需要清洗干净,不要污染溶液。

（2）同一小组测定,最好固定一台仪器使用,防止不同仪器响应不同,影响结果判断。

（3）绘制曲线时,注意选取合适的坐标轴单位。

六、思考题

(1) 溶液的 pH 对比色反应有何影响?

(2) 3 个实验中,空白溶液是否一致? 为什么?

(3) 测定溶液中微量铁的含量还可以采用什么方法? 简述方法原理和简要步骤。

实验三十八 | 双波长法测定阿尼利定(安痛定)注射液中安替比林的含量

一、实验目的

(1) 掌握等吸收双波长法测定混合组分含量的原理。

(2) 应用双波长法测定阿尼利定(安痛定)注射液中安替比林的含量。

二、实验原理/方法

由于吸光度的加和性,在干扰组分的吸收光谱上吸光系数相同的两个波长处测定混合物的吸光度,可消除干扰吸收;若被测组分在此两波长处的吸光系数有显著差异,则混合物在此两波长处的吸光度值的差值与待测组分的浓度成正比,而与干扰组分浓度无关。

本实验以阿尼利定注射液中安替比林为例。阿尼利定注射液含氨基比林 50 mg/ml、安替比林 20 mg/ml 和巴比妥 9 mg/ml。这 3 种组分在 HCl 溶液(0.1 mol/ml)中测定其吸收光谱。在实验中,可用氨基比林溶液选定两个波长(λ_1、λ_2),再用已知浓度安替比林溶液在此两个波长处进行测定,得出 A_1 和 A_2,根据 ΔA 与 ΔE 的比例关系,即可求出安替比林的含量。

三、仪器和试药

1. **仪器**　紫外-可见分光光度计。

2. **试药**　氨基比林(对照品),安替比林(对照品),阿尼利定注射液,盐酸溶液($0.1\,mol/L$)等。

四、实验操作

1. **λ_1 与 λ_2 的选定**　取氨基比林对照品,用盐酸溶液($0.1\,mol/L$)为溶剂,配制成浓度约为 $0.015\,mg/ml$ 的溶液。以盐酸溶液为空白测定吸光度,在 $230\,nm$ 附近选定一波长 λ_1,再在 $265\,nm$ 附近测定几个不同波长处的吸光度,找出吸光度与 λ_1 处相等的波长 λ_2。

2. **安替比林 ΔA 的测定**　取安替比林对照品,精密称量,用盐酸溶液($0.1\,mol/L$)准确配制成 $100\,ml$ 含安替比林约 $1.2\sim1.3\,mg$ 的溶液,计算百分浓度值(准确至相对误差小于 1%)。以盐酸溶液($0.1\,mol/L$)为空白分别在所选定的 λ_1 与 λ_2 处测定吸光度 A_1 与 A_2。用所测得的吸光度值与溶液的浓度 C 计算 ΔE:

$$\Delta E = (A_1 - A_2)/C = \Delta A/C \qquad (公式\ 3-23)$$

3. **阿尼利定注射液中安替比林的测定**　精密吸取样品,用盐酸溶液($0.1\,mol/L$)准确稀释至 2000 倍(含安替比林约 0.001%)。在 λ_1 与 λ_2 处测定吸光度,以其差值 ΔA 计算被测液中安替比林的含量。

$$C = \Delta A/\Delta E \qquad (公式\ 3-24)$$

五、注意事项

(1) 空白溶剂是盐酸溶液($0.1\,mol/L$)。

(2) 调节波长后须先扣除空白再测定试样溶液的吸光度。

六、思考题

(1) 氨基比林溶液是否需要准确配制？为什么？

(2) 为何选择盐酸溶液(0.1 mol/L)作为空白溶液？

(3) 在等吸收双波长法中,怎样根据干扰组分和待测组分的吸收光谱曲线选择合适的波长？

(4) 测定阿尼利定注射液中安替比林的含量还可以采用什么方法？简述方法原理和简要步骤。

(5) 如何采用双波长法测定阿尼利定注射液中氨基比林的含量？简述主要步骤。

实验三十九 | 荧光法测定硫酸奎宁的含量

一、实验目的

(1) 熟悉荧光分光光度计的使用方法。

(2) 掌握移液枪的正确使用方法。

(3) 学习应用工作曲线法进行定量分析的方法。

(4) 学习应用荧光分析法测定药物含量的方法。

二、实验原理/方法

硫酸奎宁分子具有喹啉环结构,其结构如下：

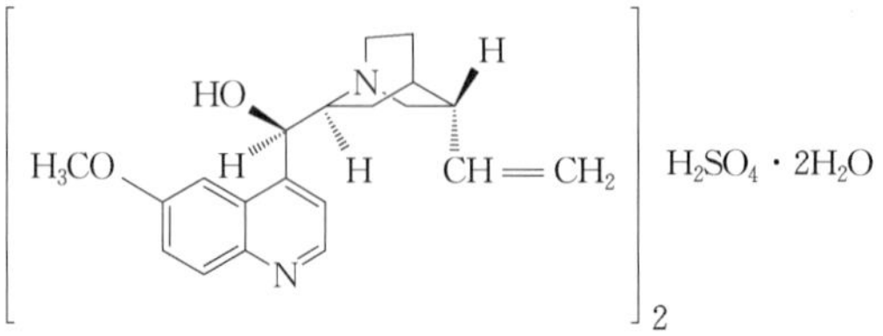

因此,硫酸奎宁可产生较强的荧光,而且稳定性好,可以用荧光分析法测定其含量。

三、仪器和试药

1. **仪器** 日立 F – 2500 型(或其他型号)荧光分光光度计,容量瓶(25 ml)。

2. **试药** 硫酸奎宁标准溶液(50 μg/ml),硫酸奎宁样品溶液(浓度待测定),硫酸溶液(0.05 mol/L)。

四、实验操作

(1) 硫酸奎宁标准溶液的配制:精密吸取用硫酸溶液(0.05 mol/L)配制的硫酸奎宁储备液(50 μg/ml)200 μl、400 μl、600 μl、800 μl 和 1000 μl,分别置于 25 ml 容量瓶中,各加硫酸溶液(0.05 mol/L)稀释至刻度,摇匀,待测。

(2) 硫酸奎宁样品溶液的配制:精密移取硫酸奎宁样品溶液 150 μl 置于 25 ml 容量瓶中,用硫酸溶液(0.05 mol/L)稀释至刻度,摇匀,待测。

(3) 测定:设定激发光波长为 365 nm 或者 $\lambda_{ex\text{-}max}$,发射光波长为 $\lambda_{em\text{-}max}$,用硫酸溶液(0.05 mol/L)作为空白溶液,按浓度从低到高的顺序依次测定硫酸奎宁标准液的荧光强度;最后分别测定样品溶液与空白溶液的荧光强度。在测定数据中扣除空白溶液的荧光强度。

(4) 以荧光强度为纵坐标,硫酸奎宁浓度为横坐标,绘制出硫酸奎宁的工作曲线,拟合出线性方程式。将样品溶液的荧光强度代入方程式,计算样品中硫酸奎宁的百分含量。

五、注意事项

(1) 移液枪使用前需要校正。

(2) 测定空白溶液的荧光强度前,需要多次荡洗比色皿,防止硫酸奎宁残留。

六、思考题

(1) 本实验中为何要在测定数据中扣除空白溶液的荧光强度？

(2) 为何选择硫酸溶液(0.05 mol/L)作为空白溶液？

(3) 除荧光分析法以外，还可以采用何种方法测定硫酸奎宁含量？简述方法原理及简要步骤。

| 实验四十 | 内标对比法测定对乙酰氨基酚的含量

一、实验目的

(1) 掌握内标对比法的原理。

(2) 学习应用内标对比法进行定量分析的方法。

二、实验原理/方法

(1) 内标法是色谱法中常用的定量分析方法，包括内标对比法、内标法和工作曲线法。内标法是在试样溶液中加入内标物质，进样并运行高效液相色谱分析程序，以试样中待测组分和内标物的响应信号之比确定待测组分的浓度或量。

内标对比法的实验方法：分别配制含有内标物的对照品溶液和试样溶液，分别注入色谱仪，测得对照品溶液中组分峰面积 $A_{对照}$ 和内标物的峰面积 $A_{is对照}$，同样测得试样溶液中的 $A_{试样}$ 和 $A_{is试样}$。如果对照品溶液和试样溶液中的内标物浓度相同，则按下式计算试样溶液中待测组分的浓度：

$$c_{样} = c_{对照} \times \frac{A_{样} / A_{is样}}{A_{对照} / A_{is对照}} \qquad \text{（公式 3 - 25）}$$

(2) 对乙酰氨基酚稀碱溶液在(257±1)nm 波长处有最大吸收，可以用于定量测定。在其生产过程中，有可能引入对氨基酚等中间体，这些杂质也有紫外吸收，因此采用高效液相色谱法测定含量更为合适。

三、仪器和试药

（1）仪器：高效液相色谱仪，C_{18} 柱，容量瓶（50 ml、100 ml），移液管（1 ml）等。

（2）试药：对乙酰氨基酚（对照品），非那西丁对照品（内标物），甲醇（色谱纯），蒸馏水等。

四、实验操作

1. **色谱条件** ①色谱柱，C_{18} 柱（15 cm×4.6 cm，5 μm）；②流动相，甲醇-水（60：40）；③流速，0.6 ml/min；④检测器，257 nm；⑤柱温，25 ℃。

2. **对照品溶液配制** 精密称取对乙酰氨基酚对照品 50 mg、内标物非那西丁 50 mg，置 100 ml 容量瓶中，加甲醇适量，振摇，使溶解，并稀释至刻度，精密量取 1 ml 置 50 ml 容量瓶中，用流动相稀释至刻度，摇匀，即得。

3. **试样溶液的配制** 精密称取对乙酰氨基酚样品 50 mg、内标物非那西丁 50 mg，置 100 ml 容量瓶中，加甲醇适量，振摇，使溶解，并稀释至刻度，精密量取 1 ml 置 50 ml 容量瓶中，用流动相稀释至刻度，摇匀，即得。

4. **进样分析** 对照品溶液和试样溶液分别进样 20 μl，进行高效液相色谱（HPLC）分析。

5. **结果计算** 按下式计算对乙酰氨基酚的百分质量分数：

$$W(\%) = \frac{A_{样} / A_{is样}}{A_{对照} / A_{is对照}} \times \frac{m_{对照}}{m_{is对照}} \times \frac{m_{is样}}{m_{样}} \times 100\% \quad （公式 3-26）$$

五、注意事项

（1）流动相比例可进行适当调整，使分离度达到要求，但分离周期不至于太长。

（2）流速也可进行适当调整，在系统压力允许的范围内可适当提高流速。

六、思考题

（1）内标法有哪些优点？如何选择内标物？

（2）配制对照品溶液和试样溶液时，内标物浓度是否要相等？为什么？

┃实验四十一┃ 红外光谱法检查甲苯咪唑中 A 晶型

一、实验目的

（1）熟悉傅里叶变换红外光谱仪的使用方法。

（2）学习应用石蜡糊法进行样品制备的方法。

（3）学习应用红外光谱法进行杂质晶型检查的方法。

（4）学习测定药物红外光谱的方法。

（5）熟悉红外光谱仪器的使用规程和石蜡糊法的制备。

二、实验原理/方法

甲苯咪唑是无味的白色至淡黄色结晶性粉末，溶于甲醛、甲酸、冰醋酸和苦杏仁油，不溶于水，是广谱驱肠虫药。甲苯咪唑存在多晶型现象，有 3 种不同的结晶变体，其中 B、C 型具有良好的驱虫效果，A 型反之。因此，需要控制甲苯咪唑中 A 晶型的限量。利用不同晶型间红外吸收光谱的差异，可应用红外光谱法对甲苯咪唑中的 A 晶型进行检查。甲苯咪唑的分子结构式如下。

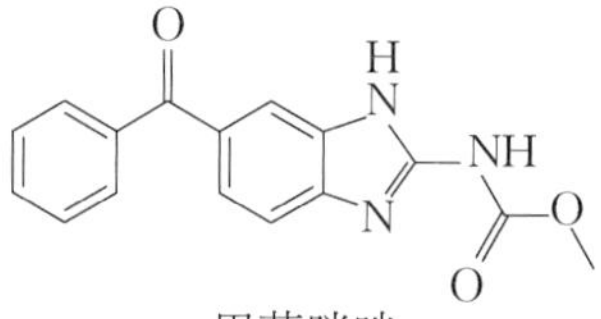

甲苯咪唑

三、仪器和试药

1. **仪器** 傅里叶变换红外光谱仪。
2. **试药** 甲苯咪唑样品,含 A 晶型 10％的甲苯咪唑对照品,液状石蜡。

四、实验操作

1. **样品制作** 取甲苯咪唑样品与含 A 晶型为 10％的甲苯咪唑对照品各约 25 mg,分别加液状石蜡 0.3 ml,研磨均匀,制成厚度约 0.15 mm 的石蜡糊片,同时制作厚度相同的空白液状石蜡糊片作参比。

2. **红外吸收光谱测定** 照红外分光光度法测定,调节样品与对照品在 $803\ cm^{-1}$ 波数处的透光率为 90％～95％。分别记录 $620～803\ cm^{-1}$ 波数处的红外光吸收图谱。

3. **计算方法** 在约 $620\ cm^{-1}$ 和 $803\ cm^{-1}$ 波数处的最小吸收峰之间连接一基线,再在约 $640\ cm^{-1}$ 和 $662\ cm^{-1}$ 波数处的最大吸收峰之顶处作垂线与基线相交,用基线吸光度法求出相应吸收峰的吸光度值,样品在约 $640\ cm^{-1}$ 与 $662\ cm^{-1}$ 波数处吸光度之比不得大于含 A 晶型为 10％的甲苯咪唑对照品在该波数处的吸光度之比。

五、注意事项

制样过程中,物料必须磨细并混合均匀。

六、思考题

(1) $640\ cm^{-1}$ 和 $662\ cm^{-1}$ 处的红外光吸收图谱,是甲苯咪唑哪一类官能团的红外吸收?

(2) 简述用红外光谱法对甲苯咪唑中 A 晶型进行检查的原理。

(3) 查阅文献,还可以应用何种方法对药物中的低效晶型进行检查? 简述方法原理和简要步骤。

实验四十二 | 化学分析和仪器分析定量—综合设计实验

一、实验目的

(1) 综合应用所学知识设计合理的定量分析实验方案。

(2) 对各方法的测定结果进行比较。

(3) 根据实验结果对实验方案进行调整和优化。

二、实验方法

(1) 查阅文献,参照文献资料中的定量分析方法,根据试样的化学结构、理化性质和具体分析目的,结合已学习的各类分析方法设计合理的实验方案。

(2) 指导老师组织学生分组对实验方案进行讨论。实验方案包括以下内容:

1) 分析方法原理,包括试样预处理的方法原理。

2) 仪器设备、试剂规格和浓度。

3) 实验步骤,包括需要进行的实验条件及方法。

4) 实验结果,包括实验记录、数据处理及相关计算公式等。

5) 注意事项,包括分析方法、操作步骤及仪器使用等需要注意的事项。

6) 问题讨论,包括设计实验的心得体会,对实验方案和实验结果的总结、评价及建议等。

7) 参考文献。

(3) 学生根据各自确定的分析方法和经过讨论修改后的实验方案,独立完成实验操作。

（4）每位学生在实验过程中记录实验现象和数据，计算和分析实验结果，对所选用的多种方法进行 G 检验、F 检验和 t 检验，并对其进行科学评价，综合比较各方法的测定结果。

三、实验选例

1. 水杨酸原料药的含量测定

结构式：

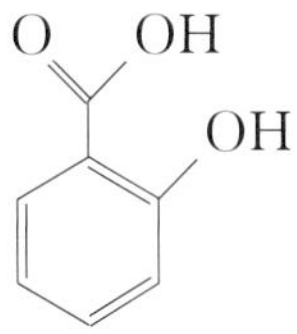

分子式：$C_7H_6O_3$。

分子量：138.05。

理化性质：白色结晶性粉末。无臭，微带酸味。

可选方法：酸碱滴定和紫外分光光度法、高效液相色谱法等。

2. 邻苯二甲酸的定量分析提示

结构式：

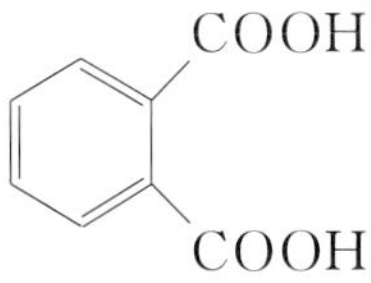

分子式：$C_8H_6O_4$。

分子量：166.13。

理化性质：白色针状或片状结晶，溶于醇，微溶于水，遇热升华。

可选方法：酸碱滴定和紫外分光光度法、高效液相色谱法等。

3. 盐酸奥布卡因的定量分析提示

结构式：

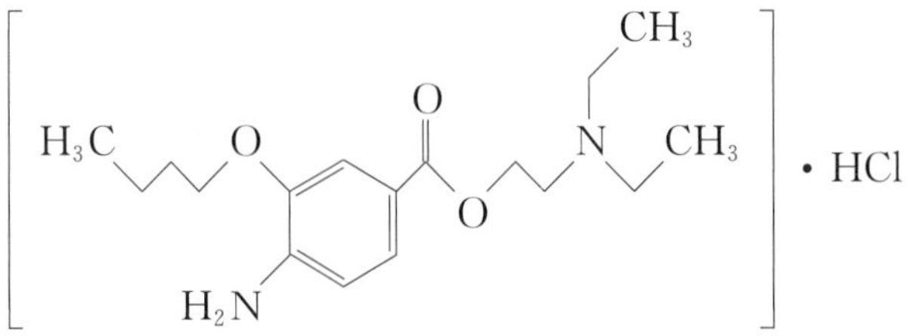

化学名:4-氨基-3-丁氧基苯甲酸-2-二乙氨基乙酯盐酸盐。

分子式:$C_{17}H_{28}N_2O_3 \cdot HCl$。

分子量:344.88。

理化性质:白色结晶性粉末,无臭,味咸,有麻痹感,在水中极易溶解,在乙醇中易溶,在乙醚中几乎不溶。

可选方法:电位滴定法、紫外分光光度法和高效液相色谱法等。

四、注意事项

进行实验方案设计时,应秉承简单、经济、实用的原则,并注意考虑本实验室仪器设备和试剂等条件。

五、思考题

结合实验结果,讨论各定量分析方法的优点和缺点。

实验四十三 | 四种药物的鉴别——综合设计实验

一、实验目的

(1) 应用学习的各仪器分析方法设计合理的药物鉴别实验方案。

(2) 应用所设计的实验方案,对药物进行鉴别。

二、实验方法

　　根据所给的水杨酸和乙酰水杨酸、非那西丁和对乙酰氨基酚化合物,4～5人/组,查阅文献,设计实验方案,综合运用紫外光谱、红外光谱、磁共振波谱、气相色谱、液相色谱或者高效液相色谱-质谱法,对以下4种药物进行鉴别。

　　(1) 乙酰水杨酸:

　　英文名:aspirin 或 acetylsalicylic acid。
　　分子式:$C_9H_8O_4$。
　　分子量:180.16。

　　(2) 水杨酸:

　　英文名:salicylic acid。
　　分子式:$C_7H_6O_3$。
　　分子量:138.05。

　　(3) 非那西丁:

　　英文名:phenacetin。
　　分子式:$C_{10}H_{13}NO_2$。
　　分子量:179.21。

（4）对乙酰氨基酚：

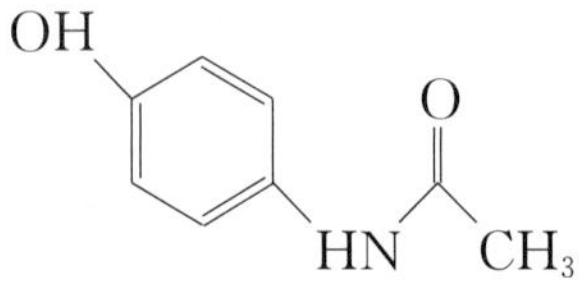

英文名：paracetamol。

分子式：$C_8H_9NO_2$。

分子量：151.16。

三、注意事项

进行实验方案设计时，应秉承简单、经济、实用的原则，并注意考虑本实验室仪器设备和试剂等条件。

四、思考题

结合实验结果，讨论各鉴别方法的优点和缺点。

实验四十四 | 葡萄糖及其制剂的分析

一、实验目的

(1) 通过葡萄糖分析,熟悉药物鉴别、一般杂质检查的目的和意义。
(2) 掌握葡萄糖药物中鉴别、一般杂质检查的原理与实验方法。
(3) 掌握杂质限度试验的概念及计算方法。
(4) 掌握旋光度法测定葡萄糖含量的方法。

二、实验原理/方法

葡萄糖为 D-(＋)-吡喃葡萄糖-水合物,葡萄糖为光学活性化合物,可通过比旋度测定进行鉴别和纯度检查。实验均按《中国药典》2020 年版四部通则(以下简称通则)中规定的方法进行。葡萄糖的分子结构式如下。

葡萄糖($C_6H_{12}O_6 \cdot H_2O$,分子量 198.17)

(一) 比旋度测定

平面偏振光通过含有某些光学活性化合物的液体或溶液时,能引起旋光现象,使偏振光的平面向左或向右旋转。旋转的度数,称为旋光度。在一定波长与温度下,偏振光透过每 1 ml 含有 1 g 旋光性物质的溶液且光路长 1 dm 时,测得的旋光度称为比旋度。比旋度(或旋光度)可以用于鉴别或检查光学活性药品的纯杂程度,亦可用于测定光学活性药品的含量。

1. 葡萄糖的鉴别

(1) 化学鉴别:葡萄糖的醛基具有还原性,可将碱性酒石酸铜中铜离子还原,生成红色的氧化亚铜沉淀。反应式如下:

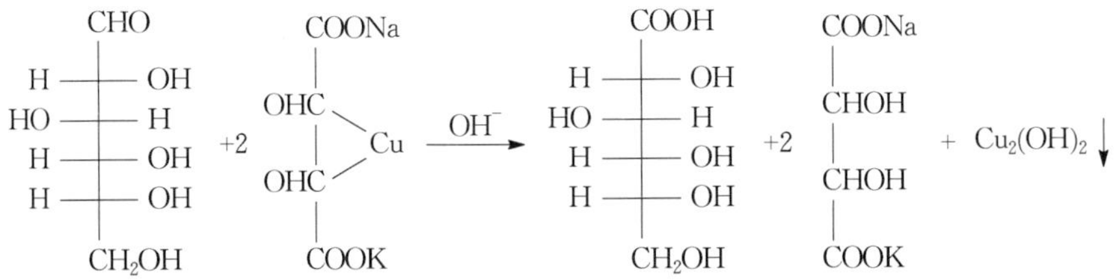

$$Cu_2(OH)_2 \xrightarrow{\triangle} Cu_2O\downarrow + H_2O$$

(2) 红外吸收光谱鉴别:分子结构的变化将引起红外吸收光谱图的变化,通过比较葡萄糖供试品红外光吸收图谱与标准对照图谱(《中国药典》2020 年版药品红外光谱集 702 图),进行鉴别。

(二) 葡萄糖的检查

1. 酸碱度检查

是指用《中国药典》规定的方法对药物中的酸碱性杂质进行检查。检查时应以新沸并放冷至室温的水为溶剂。不溶于水的药物,可用中性乙醇等有机溶剂溶解。常用的方法有酸碱滴定法,指示剂法以及 pH 值测定法。

葡萄糖易被氧化成葡萄糖酸,显酸性,可通过酸碱度检查控制酸性杂质的限量。

2. 溶液的澄清度与颜色

澄清度是检查药品溶液的混浊程度,可以反

映药品溶液中微量不溶性杂质的存在情况,在一定程度上可以反映药品的质量和生产工艺水平,是控制注射用原料药纯度的重要指标。检查中,实际上是通过比较供试品溶液和浊度标准液的浊度,来判断供试品溶液的澄清度是否符合规定。溶液的颜色是与规定的标准比色液的颜色相比较,根据颜色的深浅来判断检查结果。

3. **氯化物检查**　是指药物中微量氯化物在硝酸溶液中与硝酸银试液作用,生成氯化银白色浑浊液,与一定量的标准氯化钠溶液在相同条件下生成的氯化银浑浊相比较,以判断供试品中氯化物的限量。

$$Cl^- + Ag^+ \longrightarrow AgCl\downarrow$$

4. **硫酸盐检查**　是指药物中微量硫酸盐与氯化钡试液在酸性溶液中作用生成的白色浑浊液,与一定量的标准硫酸钾溶液与氯化钡试液在相同的条件下生成的浑浊比较,以判断供试品中硫酸盐的限量。

$$SO_4^{2-} + Ba^{2+} \longrightarrow BaSO_4\downarrow$$

5. **铁盐检查**　是指药物中三价铁盐在酸性溶液中与硫氰酸盐试液生成红色可溶性的硫氰酸铁配离子,与一定量的标准铁溶液用同法处理后进行比色,以判断供试品中三价铁盐的限量。

$$Fe^{3+} + 6SCN^- \longrightarrow [Fe(SCN)_6]^{3-}$$

6. **重金属检查**　是指重金属(以铅为代表)在弱酸性(pH 值为 3～3.5)溶液中与硫代乙酰胺或硫化钠作用,生成黄色到棕黑色的硫化物混悬液,与一定量的标准铅溶液经同法处理后的颜色比较,以控制供试品中重金属含量。

$$CH_3CSNH_2 \longrightarrow CH_3CONH_2 + H_2S$$
$$Pb^{2+} + H_2S \longrightarrow PbS\downarrow$$

7. **砷盐检查(古蔡氏法)**　是利用金属锌与酸作用产生新生态的氢,与供试品中微量砷盐作用生成具挥发性的砷化氢,遇溴化汞试纸,产生黄色至棕色的砷斑,与定量标准砷溶液所生成的砷斑比较,以判断供试品中砷盐的限量。

$$AsO_3^{3-} + 3Zn + 9H^+ \longrightarrow AsH_3 \uparrow + 3Zn^{2+} + 3H_2O$$

$$AsH_3 + 2HgBr_2 \longrightarrow 2HBr + AsH(HgBr)_2 \quad (黄色)$$

$$AsH_3 + 3HgBr_2 \longrightarrow 3HBr + As(HgBr)_3 \quad (棕色)$$

五价砷在酸性溶液中也能被金属锌还原为砷化氢,但生成砷化氢的速度较三价砷慢,故在反应液中加入碘化钾及酸性氯化亚锡将五价砷还原为三价砷,碘化钾被氧化生成碘,碘又可被氯化亚锡还原为碘离子。

$$AsO_4^{3-} + 2I^- + 2H^+ \longrightarrow AsO_3^{3-} + I_2 + H_2O$$

$$AsO_4^{3-} + Sn^{2+} \longrightarrow AsO_3^{3-} + Sn^{4+} + H_2O$$

$$I_2 + Sn^{2+} \longrightarrow 2I^- + Sn^{4+}$$

溶液中的碘离子,又可与反应中产生的锌离子生成稳定的配离子,有利于生成砷化氢的反应不断进行。

$$4I^- + Zn^{2+} \longrightarrow ZnI_4^{2-}$$

8. 炽灼残渣检查　有机药物经炽灼炭化,再加硫酸湿润,低温加热至硫酸蒸气除尽后,于高温(700~800 ℃)炽灼至完全灰化,使有机物破坏分解变为挥发性物质逸出,残留的非挥发性无机杂质(多为金属氧化物或无机盐类)称为炽灼残渣,或称为硫酸盐灰分。

9. 干燥失重　干燥失重主要检查药物中的水分及其他挥发性物质。它是指供试品在规定的条件下,经干燥后所减失的重量,以所占取样量的百分率表示。

(三) 葡萄糖注射液的含量测定

葡萄糖注射液为葡萄糖或无水葡萄糖的灭菌水溶液。含葡萄糖($C_6H_{12}O_6 \cdot H_2O$)应为标示量的 95.0%~105.0%。

葡萄糖分子结构中含有多个手性碳原子,具有旋光性。采用旋光法测定葡萄糖注射液的含量。葡萄糖的水溶液具有右旋性,由于葡萄糖在水中有 3 种互变异构体存在,故有变旋现象。须放置 6 h 以上或加热、加酸、加弱碱,使变旋反应达到平衡。用旋光法测定葡萄糖含量时,加入少量碱液(如氨试液)可加速变旋反应,促进平衡。平衡时,葡萄糖水溶液的温度为(20±

0.5)℃。

三、仪器与试药

1. **仪器**　分析天平、旋光计、水浴锅；纳氏比色管、移液管、烧杯、量筒、容量瓶、玻棒、检砷瓶、瓷坩埚。

2. **试药**　石蕊试纸及醋酸铅棉花；葡萄糖及注射液、氨试液、碱性酒石酸铜、氢氧化钠、氯化钠、硫酸钾、盐酸、硝酸、硝酸银、氯化钡、氯化钴、重铬酸钾、硫酸铜、硫酸铁铵、硫氰酸铵、硝酸铅、醋酸盐缓冲液(pH=3.5)、硫代乙酰胺、硫酸、溴、碘化钾、酸性氯化亚锡、酚酞、乙醇、碘及蒸馏水等。

四、实验步骤

(一) 性状

1. **外观性状**　本品为无色结晶或白色结晶性或颗粒性粉末；无臭,味甜。本品在水中易溶,在乙醇中微溶。

2. **比旋度**　取本品约10 g,精密称定,置50 ml量瓶中,加水适量与氨试液2.0 ml溶解后,用水稀释至刻度,摇匀,放置60 min,在25℃时依法测定(通则0621),比旋度为+52.6°～+53.2°。

旋光度测定采用钠光谱的D线(589.3 nm)测定旋光度,测定管长度为1 dm,测定温度为20℃。用读数至0.01°并经过检定的旋光计。

溶液配制后30 min内进行测定。测定旋光度时,将测定管用供试液体或溶液(取固体供试品,按各品种项下的方法制成)冲洗数次,缓缓注入供试液体或溶液适量(注意勿使发生气泡),置于旋光计内检测读数,即得供试液的旋光度。使偏振光向右旋转者(顺时针方向)为右旋,以"＋"符号表示;使偏振光向左旋转者(反时针方向)为左旋,以"－"符号表示。用同法读取旋光度3次,取3次的平均数,照下列公式计算,即得供试品的比旋度。

$$液体供试品 \qquad [\alpha]_D^t = \frac{\alpha}{ld} \qquad (公式4-1)$$

$$固体供试品 \qquad [\alpha]_D^t = \frac{100\alpha}{lc} \qquad\qquad (公式 4-2)$$

式中：$[\alpha]$ 为比旋度；D 为钠光谱的 D 线；t 为测定时的温度（℃）；l 为测定管长度（dm）；α 为测得的旋光度；d 为液体的相对密度；c 为每 100 ml 溶液中含有被测物质的重量（按干燥品或无水物计算）(g)。

旋光计的检定，可用标准石英旋光管进行，读数误差应符合规定。

(二) 鉴别

1. **化学鉴别**　取本品约 0.2 g，加水 5 ml 溶解后，缓缓滴入微温的碱性酒石酸铜试液中，即生成氧化亚铜的红色沉淀。

2. **红外光谱鉴别**　本品的红外光吸收图谱应与对照的图谱（《药品红外光谱集》702 图）一致。

(三) 检查

1. **酸度**　取本品 2.0 g，加水 20 ml 溶解后，加酚酞指示液 3 滴与氢氧化钠滴定液(0.02 mol/L)0.20 ml，应显粉红色。

2. **溶液的澄清度与颜色**　取本品 5 g，加热水溶解后，放冷。用水稀释至 10 ml，溶液应澄清无色；如显浑浊，与 1 号浊度标准液比较，不得更浓；如显色，与对照液（取比色用氯化钴液 3 ml，比色用重铬酸钾液 3 ml 与比色用硫酸铜液 6 ml，加水稀释至 50 ml）1.0 ml，加水稀释至 10 ml 比较，不得更深。

3. **乙醇溶液的澄清度**　取本品 1.0 g，加乙醇 20 ml，置水浴上加热回流约 40 分钟，溶液应澄清。

4. **氯化物**　取本品 0.60 g，加水溶解使成 25 ml（如显碱性，可滴加硝酸使遇石蕊试纸显中性反应），再加稀硝酸 10 ml，溶液如不澄清，滤过，置 50 ml 纳氏比色管中，加水适量使成约 40 ml，摇匀，即得供试品溶液。

取标准氯化钠溶液(10 μg Cl$^-$/ml)6.0 ml，置 50 ml 纳氏比色管中，加稀硝酸 10 ml，加水稀释使成约 40 ml，摇匀，即得对照液。

于供试品溶液和对照液中，分别加入硝酸银试液 1.0 ml，用水稀释使成 50 ml，摇匀，在暗处放置 5 min。如发生浑浊，与标准氯化钠溶液一定量制成的对照液比较，不得更深(0.01%)。

5. **硫酸盐**　取本品 2.0 g,加水溶解使成 40 ml(如显碱性,可滴加盐酸使遇石蕊试纸显中性反应)。溶液如不澄清,滤过置 50 ml 纳氏比色管中,加稀盐酸 2 ml,摇匀即得供试品溶液。取标准硫酸钾(100 μg SO_4^{2-}/ml)溶液 2 ml,置 50 ml 纳氏比色管中,加水稀释使成 40 ml,加稀盐酸 2 ml,摇匀即得对照液。于供试品溶液和对照液中,分别加入 25％氯化钡溶液 5 ml,加水稀释使成 50 ml,摇匀,放置 10 min,如发生浑浊,与对照标准液比较,不得更浓(0.01％)。

硫酸盐对照液:加 25％氯化钡溶液 5 ml,加水稀释使成 50 ml,摇匀,放置 10 min。

6. **铁盐**　取本品 2.0 g,加水 20 ml 溶解后,加硝酸 3 滴,缓缓煮沸 5 min,放冷,加水稀释使成 45 ml,加 30％硫氰酸铵溶液 3 ml,摇匀,如显色,与标准铁溶液(10 μg Fe^{3+}/ml)2.0 ml,用同一方法制成的对照液比较,不得更深(0.001％)。

7. **重金属**　取 25 ml 纳氏比色管 3 支。甲管加标准铅溶液(10 μg Pb^{2+}/ml)2.0 ml,醋酸盐缓冲液(pH＝3.5)2 ml,加水至 25 ml;乙管取本品 4.0 g,加水 23 ml 溶解,加醋酸盐缓冲液 2 ml;丙管中加入本品 4.0 g,加水 21 ml 溶解,加标准铅溶液 2.0 ml,醋酸盐缓冲液 2 ml。3 管分别加入加硫代乙酰胺试液各 2 ml。摇匀,放置 2 min。同置白纸上,自上向下透视,丙管中颜色不浅于甲管时,且乙管中显出的颜色与甲管比较,不得更深。含重金属不得过百万分之五(5×10^{-6})。

8. **砷盐**　取本品 2.0 g,置检砷瓶中,加水 5 ml 溶解后,加稀硫酸 5 ml 与溴化钾-溴试液 0.5 ml,置水浴上加热约 20 min。使保持稍过量的溴存在,必要时,再补加溴化钾-溴试液适量,并随时补充蒸发的水分,放冷。加盐酸 5 ml 与水适量使成 28 ml。加碘化钾试液 5 ml,及酸性氯化亚锡试液 5 滴在室温放置 10 min 后,加锌粒 2 g。迅速将瓶塞塞紧(瓶塞上已安装好装有醋酸铅棉花及溴化汞试纸的检砷管)保持反应温度在 25～40 ℃间(视反应快慢而定,但不应该超过 40 ℃)。1 h 后,取出溴化汞试纸,将生成的砷斑与标准砷溶液(1 μg As/ml)一定量制成的标准砷斑比较。颜色不得更深。含砷量不得过百万分之一(1×10^{-6})。

标准砷斑的制备:精密吸取标准砷溶液 2 ml,置另一检砷瓶中,加盐酸

5 ml 及水 21 ml,照上述方法,自"加碘化钾试液 5 ml……"起依法操作即得。

9. **炽灼残渣** 取本品 1～2 g,置已炽灼至恒重的瓷坩锅中,精密称定加硫酸 0.5～1 ml 润湿,低温加热至硫酸蒸气除尽后,在 700～800 ℃ 炽灼使完全灰化,移置干燥器内,放冷,精密称定后,再在 700～800 ℃ 炽灼至恒重。所得炽灼残渣不得超过 0.1%。

10. **干燥失重** 取本品约 1 g(如为较大的结晶,应先迅速捣碎使成 2 mm 以下的小粒),置已干燥至恒重的扁形称量瓶中,加盖,精密称定。然后在 105 ℃ 干燥至恒重,减失重量为 7.5%～9.5%(通则 0831)。

(三) 葡萄糖注射液的含量测定

精密量取本品适量(约相当于葡萄糖 10 g),置 100 ml 量瓶中,加氨试液 0.2 ml(10% 或 10% 以下规格的本品可直接取样测定),用水稀释至刻度,摇匀,静置 10 min,在 25 ℃ 时,将测定管用上述供试液冲洗数次,缓缓注入供试液,注意勿发生气泡,置于旋光计内检测读数,即依法测定旋光度(通则 0621),与 2.085 2 相乘,即得供试量中含有的($C_6H_{12}O_6 \cdot H_2O$)重量(g)。

五、注意事项

(1) 比色管的正确使用:选择配对的 2 支纳氏比色管,用清洁液荡洗除去污物,再用水冲洗干净。采用旋摇的方法使管内液体混合均匀。

(2) 正确选用量具:根据药品、试剂的取用量以及检查试验允许误差(一般为 ±10%)的要求和选择合适的容量仪器。

(3) 平行操作:标准对照与供试品必须同时进行实验,加入试剂量等均应一致。观察时,2 管受光照的程度应一致,使光线从正面照入,比色时置白色背景上,比浊时置黑色背景上,自上而下地观察。

(4) 本法所用锌粒应无砷,以能通过一号筛的细粒为宜,如使用的锌粒较大时,用量应酌情增加,反应时间亦应延长为 1 h。

(5) 旋光度测定中,每次测定前应以溶剂作为空白校正,测定后,再校正 1 次,以确定在测定时零点有无变动。如第 2 次校正时发现零点有变动,则应重新测定旋光度。

（6）旋光度法测定含量中，配制溶液及测量时，均应调节温度至 20 ℃。

六、思考题

（1）葡萄糖杂质检查药典规定的项目是根据什么原则制定的？目的何在？

（2）什么叫杂质限量？如何计算？

（3）干燥失重实验时，如何确定是否干燥至恒重？失重率如何计算？

（4）溶液颜色检查时，对照液主要由哪几种试液混合得到？

（5）葡萄糖注射液含量测定中，药典规定的项目是根据什么原则制定的？

（6）计算因素 2.085 2 是如何得到的？

实验四十五　气相色谱法测定西尼地平中有机溶剂残留量

一、实验目的

（1）掌握残留溶剂的测定方法。

（2）熟悉气相色谱法的基本原理及操作技术。

二、实验原理/方法

药品中的残留溶剂是指在合成原料药，辅料或制剂生产的过程中使用的、在工艺中未能完全除去的有机溶剂。在溶剂残留量的限度要求中，按有机溶剂毒性的程度，可将有机溶剂分为四类。一类有机溶剂毒性较大，且具有致癌并对环境有害，应尽量避免使用；二类有机溶剂对人有一定毒性，应限制使用；三类有机溶剂对人的健康危害较小，因此推荐使用。四类有机溶

剂属于尚无足够毒理学资料的溶剂。《中国药典》2020 年版中残留溶剂收载
3 种测定方法：第一法为毛细管柱顶空进样等温法；第二法为毛细管柱顶空
进样程序升温法；第三法为溶液直接进样法。目前，药典中残留溶剂的测定
绝大多数采用第二法。

西尼地平为(±)2,6-二甲基-4-(3-硝基苯基)-1,4-二氢-3,5-吡啶
二甲酸 3-(2-甲氧基)乙酯 5-(3-苯基)-2(E)-丙烯酯。按干燥品计算，含
$C_{27}H_{28}N_2O_7$ 不得少于 99.0%。

西尼地平在生产中使用了乙醇、二氯甲烷、环己烷、乙酸乙酯、2-甲氧基
乙醇与正丁醇，因此应进行这 6 种溶剂残留量的测定，《中国药典》2020 年版
中采用第三法测定乙醇、二氯甲烷、环己烷、乙酸乙酯、2-甲氧基乙醇与正丁
醇的残留量，以内标法定量。西尼地平分子结构式如下。

西尼地平($C_{27}H_{28}N_2O_7$，分子量 492.53)

三、仪器与试药

1. **仪器** 气相色谱仪，6%氰丙基苯基-94%二甲基聚硅氧烷毛细管气
相色谱柱(30 m×0.32 mm，0.25 μm)，5 μl 微量注射器。

2. **试药** 乙醇、二氯甲烷、环己烷、乙酸乙酯、2-甲氧基乙醇、正丁醇、
正庚烷及尼西地平。

四、实验步骤

1. **色谱条件** 色谱柱选择 6%氰丙基苯基-94%二甲基聚硅氧烷(或极
性相近)毛细管气相色谱柱(30 m×0.32 mm，0.25 μm)，起始温度为 45 ℃，

维持 10 min,以每分钟 20 ℃的速率升温至 200 ℃,维持 2 min;进样口温度为 220 ℃;检测器温度为 240 ℃;进样体积 1 μl。

2. 溶液制备　取正庚烷约 0.625 g,用 N,N-二甲基甲酰胺稀释至 500 ml,摇匀,作为内标溶液;取本品适量,精密称定,加内标溶液溶解并定量稀释制成每 1 ml 中约含 0.5 g 的供试品溶液;取乙醇、二氯甲烷、环己烷、乙酸乙酯、2-甲氧基乙醇与正丁醇各适量,精密称定,用内标溶液定量稀释制成每 1 ml 中分别含 2.5 mg、0.3 mg、1.94 mg、2.5 mg、0.025 mg 与 2.5 mg 的混合溶液作为对照溶液。

3. 测定　精密量取供试品溶液与对照品溶液,分别注入气相色谱仪,记录色谱图。按内标法以峰面积计算,乙醇、二氯甲烷、环己烷、乙酸乙酯、2-甲氧基乙醇与正丁醇的残留量均应符合规定。

五、注意事项

(1) 色谱柱的使用温度:各种固定相均有最高使用温度的限制,为延长色谱柱的使用寿命,在分离度达到要求的情况下尽可能选择低的柱温。开机时要先通载气,再升高气化室、检测室温度与分析柱温度,为使检测室温度始终高于分析柱温度,可先加热检测器,待检测器温度升至设定温度时再升高分析柱温度;关机前需先降温,待柱温降至 50 ℃以下时,才可停止通载气、关机。为避免被测物冷凝在检测器上而污染检测器,检测器的温度必须高于柱温 30 ℃,并不得低于 100 ℃。

(2) 待测溶剂挥发性较强,配置溶液时应及时密塞。

(3) 微量注射器使用前应先用待测溶剂润洗至少 3 次,实验结束后用乙醇清洗干净备用。

六、思考题

(1) 一般残留溶剂测定大多采用内标法,内标法有何优缺点?

(2) 残留溶剂测定有溶液直接进样法和顶空进样法,什么是顶空进样法? 有何优缺点?

实验四十六 阿司匹林及其制剂的分析

一、实验目的

（1）了解阿司匹林原料及制剂分析的特点。
（2）掌握阿司匹林原料及制剂鉴别的原理及方法。
（3）掌握阿司匹林及其制剂中特殊杂质的检查原理。
（4）掌握阿司匹林及其制剂含量测定的原理，操作和计算。

二、实验原理/方法

阿司匹林为 2-（乙酰氧基）-苯甲酸。白色结晶或结晶性粉末。无臭或微带醋酸臭；遇湿气即缓缓水解。本品在乙醇中易溶，在三氯甲烷或乙醚中溶解，在水或无水乙醚中微溶。在氢氧化钠溶液或碳酸钠溶液中溶解，但同时分解。按干燥品计算，含 $C_9H_8O_4$ 不得少于 99.5%。其分子结构式如下。

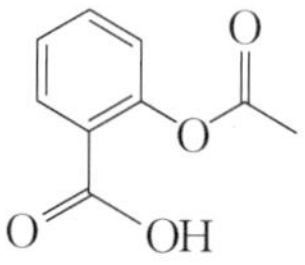

阿司匹林（$C_9H_8O_4$，分子量 180.16）

（一）阿司匹林的鉴别

1. **三氯化铁反应**　阿司匹林水解后，结构中具有酚羟基，可直接与三氯化铁试液反应显紫堇色。反应式如下：

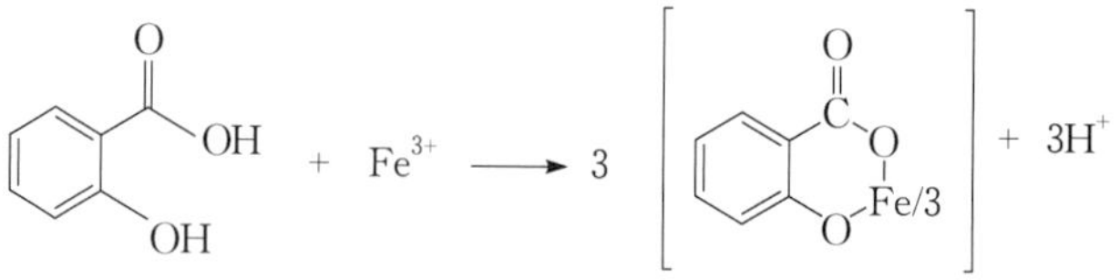

2. **碳酸钠反应**　供试品与碳酸钠试液加热水解,产生水杨酸钠及醋酸钠,加入过量硫酸酸化后,生成白色水杨酸沉淀,并产生醋酸臭气。

3. **红外光谱法**　采用红外光谱法进行鉴别。

(二) 阿司匹林原料及其制剂的杂质检查

1. **特殊杂质游离水杨酸的检查**　阿司匹林合成中乙酰化不完全或者储藏过程中水解产生的水杨酸对人体有毒,而且其分子中的酚羟基在空气中被逐渐氧化成一系列有色醌型化合物,使阿司匹林成品变色,因而需要加以控制。

阿司匹林在制剂过程中易水解产生水杨酸,《中国药典》2020 年版二部规定阿司匹林制剂均按照原料药方法与色谱条件检查游离水杨酸,阿司匹林原料药、片剂、肠溶片、肠溶胶囊、泡腾片和栓剂中游离水杨酸限量分别为0.1%、0.3%、1.5%、1.0%、3.0% 和 3.0%。

2. **有关物质的检查**　以阿司匹林合成中残留的起始原料、中间体、副产物(如苯酚、水杨酸苯酯、乙酰水杨酸酐)等作为有关物质进行检查。常用的方法有酸碱滴定法,指示剂法以及 pH 值测定法。

3. **一般杂质检查**　阿司匹林样品中存在遇硫酸氧化变质的有机杂质,需进行易炭化物检查;阿司匹林易发生水解,需进行干燥失重的检查;阿司匹林合成过程中可能引入重金属污染,需进行重金属检查。

4. **阿司匹林制剂的溶出度测定**　阿司匹林片剂、肠溶制剂分别在胃、肠环境中溶出,进入体内吸收、分布、代谢和排泄循环。采用 0.1 mol/L 盐酸、pH 值为(6.8±0.05)的磷酸缓冲液(0.2 mol/L)模拟胃液、肠液环境,考察药物在以上条件的溶出情况。

(三) 阿司匹林原料及其制剂的含量测定

1. **阿司匹林原料药含量测定**

(1) 直接滴定法(《中国药典》2020 年版)。阿司匹林结构中含有游离羧基,原料药用中性乙醇(对酚酞指示液显中性)为溶剂,用氢氧化钠直接滴定,滴定至酚酞显红色,计算其含量。

$$
\text{COOH OCOCH}_3 + \text{NaOH} \longrightarrow \text{COONa OCOCH}_3 + \text{H}_2\text{O}
$$

（2）水解后剩余量滴定法。阿司匹林易水解，为了避免水解引起的测定误差，《美国药典》《日本药局方》和《英国药典》均采用水解后剩余滴定法测定阿司匹林原料药的含量。区别在于《美国药典》和《日本药局方》采用硫酸回滴，《英国药典》采用盐酸回滴。以《美国药典》（USP43 - NF38）为例，原理如下：

$$
\text{COONa OCOCH}_3 + \text{NaOH（定量过量）} \xrightarrow{\triangle} \text{COONa OH} + \text{CH}_3\text{COONa}
$$

$$
2\text{NaOH（剩余）} + \text{H}_2\text{SO}_4 \longrightarrow \text{Na}_2\text{SO}_4 + 2\text{H}_2\text{O}
$$

2. 阿司匹林制剂中阿司匹林含量测定

（1）两步滴定法：阿司匹林制剂中的酸性水解产物及稳定剂（枸橼酸、酒石酸、水杨酸、醋酸等）会影响酸碱滴定，《中国药典》2005 年版二部收载两步滴定法测定阿司匹林片和肠溶片的含量。

第一步：中和（此步消耗的 NaOH 不计入）。

除了枸橼酸、酒石酸、水杨酸、醋酸与 NaOH 中和，阿司匹林也与 NaOH 反应。

$$
\text{COOH OCOCH}_3 + \text{NaOH} \longrightarrow \text{COONa OCOCH}_3 + \text{H}_2\text{O}
$$

第二步：水解与测定。

在水解与测定过程中，阿司匹林的含量由水解时消耗的碱量来计算。有关反应如下：

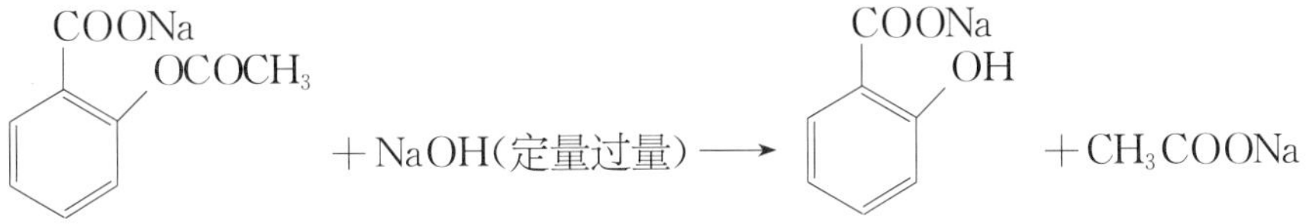

（上图）反应式：

$COONa$／$OCOCH_3$（苯环） ＋ NaOH（定量过量）⟶ $COONa$／OH（苯环） ＋ CH_3COONa

（2）高效液相色谱法（HPLC）：HPLC 法可以在共存杂质、辅料和稳定剂时，选择性地测定被测主成分。因此，《中国药典》2010 年版后改用 HPLC 法测定制剂中阿司匹林主成分含量。

三、仪器与试药

1. **仪器**　高效液相色谱仪，溶出仪，分析天平，水浴锅；滴定管，锥形瓶，移液管，烧杯，量筒，容量瓶，纳氏比色管，检砷瓶。

2. **试药**　阿司匹林原料，阿司匹林肠溶片，水杨酸对照品，阿司匹林对照品，三氯化铁试液，碳酸钠试液，稀硫酸，硫酸铁铵，中性乙醇，酚酞，氢氧化钠滴定液（0.1 mol/L），硫酸滴定液（0.25 mol/L），磷酸钠，酒石酸，冰醋酸，醋酸盐缓冲液（pH＝3.5），乙醇，甲醇，乙腈和四氢呋喃等。

四、实验步骤

（一）阿司匹林原料药的质量分析

1. 阿司匹林原料药的鉴别

（1）三氯化铁法：取本品的细粉适量（约相当于阿司匹林 0.1 g），加水 10 ml，煮沸，放冷，加三氯化铁试液 1 滴，即显紫堇色。

（2）取本品约 0.5 g，加碳酸钠试液 10 ml，煮沸 2 min 后，放冷，加过量的稀硫酸，即析出白色沉淀，并发生醋酸的臭气。

（3）本品的红外光吸收图谱应与对照的图谱（《药品红外光谱集》5 图）一致。

2. 阿司匹林原料药的检查

（1）溶液的澄清度：取本品 0.50 g，加温热至约 45℃ 的碳酸钠试液 10 ml 溶解后，溶液应澄清。

（2）游离水杨酸检查：

1）比色法：取本品 5 片，研细，用乙醇 30 ml 分次研磨，并移入 100 ml 量瓶中，充分振摇，用水稀释至刻度，摇匀，立即滤过，精密量取滤液 2 ml，置 50 ml 纳氏比色管中，用水稀释至 50 ml，立即加新制的稀硫酸铁铵溶液（取 1 mol/L 盐酸溶液 1 ml，加硫酸铁铵指示液 2 ml 后再加水适量使成 100 ml）3 ml，摇匀，30 s 内如显色，与对照液（精密量取 0.01% 水杨酸溶液 4.5 ml，加乙醇 3 ml，0.05% 酒石酸溶液 1 ml，用水稀释至 50 ml，再加上述新制的稀硫酸铁铵溶液 3 ml，摇匀）比较，不得更深（1.5%）。

2）高效液相色谱法（通则 0512）：阿司匹林溶液临用前新制。溶剂为 1% 冰醋酸的甲醇溶液。供试品溶液：取本品约 0.1 g，精密称定，置 10 ml 量瓶中，加溶剂适量，振摇使溶解并稀释至刻度，摇匀。对照品溶液：取水杨酸对照品约 10 mg，精密称定，置 100 ml 量瓶中，加溶剂适量使溶解并稀释至刻度，摇匀，精密量取 5 ml，置 50 ml 量瓶中，用溶剂稀释至刻度，摇匀。

色谱条件：用十八烷基硅烷键合硅胶为填充剂；以乙腈-四氢呋喃-冰醋酸-水（20∶5∶5∶70）为流动相；检测波长为 303 nm；进样体积 10 μl。

系统适用性要求：理论板数按水杨酸峰计算不低于 5 000。阿司匹林峰与水杨酸峰之间的分离度应符合要求。

测定法：精密量取供试品溶液与对照品溶液，分别注入液相色谱仪，记录色谱图。

限度：供试品溶液色谱图中如有与水杨酸峰保留时间一致的色谱峰，按外标法以峰面积计算，不得过 0.1%。

（3）有关物质色谱条件：用十八烷基硅烷键合硅胶为填充剂；以乙腈-四氢呋喃-冰醋酸-水（20∶5∶5∶70）为流动相 A，乙腈为流动相 B，按表 4-1 进行梯度洗脱；检测波长为 276 nm；进样体积 10 μl。

表 4-1   阿司匹林的游离水杨酸检查流动相梯度洗脱

时间（min）	流动相 A（%）	流动相 B（%）
0	100	0
60	20	80

系统适用性要求:阿司匹林峰的保留时间约为 8 min,阿司匹林峰与水杨酸峰之间的分离度应符合要求。灵敏度溶液色谱图中主成分峰高的信噪比应大于 10。

测定法:取本品约 0.1 g,置 10 ml 量瓶中,加溶剂(1%冰醋酸的甲醇溶液)适量,振摇使溶解并稀释至刻度,摇匀,得供试品溶液。精密量取供试品溶液 1 ml,置 200 ml 量瓶中,用溶剂稀释至刻度,摇匀,即得对照品溶液。取水杨酸对照品约 10 mg,精密称定,置 100 ml 量瓶中,加溶剂适量使溶解并稀释至刻度,摇匀,精密量取 5 ml,置 50 ml 量瓶中,用溶剂稀释至刻度,摇匀,即得水杨酸对照品溶液。精密量取对照溶液 1 ml,置 10 ml 量瓶中,用溶剂稀释至刻度,摇匀,即得灵敏度溶液。精密量取 10 μl 的供试品溶液、对照溶液、灵敏度溶液与水杨酸对照品溶液,分别注入液相色谱仪,记录色谱图。

限度:供试品溶液色谱图中如有杂质峰,除水杨酸峰外,其他各杂质峰面积的和不得大于对照溶液主峰面积(0.5%),小于灵敏度溶液主峰面积的色谱峰忽略不计。

(4) 干燥失重:取本品,置五氧化二磷为干燥剂的干燥器中,在 60 ℃减压干燥至恒重,减失重量不得过 0.5%(通则 0831)。

(5) 炽灼残渣:不得过 0.1%(通则 0841)。

(6) 重金属:取本品 1.0 g,加乙醇 23 ml 溶解后,加醋酸盐缓冲液(pH=3.5)2 ml,依法检查(通则 0821 第一法),含重金属不得过百万分之十(10 ppm)。

3. 阿司匹林原料药的含量测定

(1) 直接滴定法(ChP2020):配制氢氧化钠滴定液并标定其浓度。取事先干燥的阿司匹林供试品约 0.4 g,精密称定,加中性乙醇(对酚酞指示液显中性)20 ml 溶解后,加酚酞指示液 3 滴,用氢氧化钠滴定液(0.1 mol/L)滴定。每 1 ml 氢氧化钠滴定液(0.1 mol/L)相当于 18.02 mg 的 $C_9H_8O_4$。

$$含量(\%)=\frac{V \times T \times F}{W} \times 100\% \qquad (公式 4-3)$$

式中:V,滴定液的体积;T,滴定度;F,校正因子;W,称样量。

（2）水解后剩余量滴定法（USP43 - NF38）：配制氢氧化钠滴定液（0.5 mol/L）和硫酸滴定液（0.25 mol/L），标定其浓度。准确称量1.5 g的事先干燥阿司匹林供试品，加入50 ml的0.5 mol/L氢氧化钠试液，在回流冷凝器下慢慢煮沸10 min。冷却后，加入指示剂酚酞3滴，立即用0.25 mol/L硫酸滴定剩余氢氧化钠。进行空白测定。

$$含量\% = \frac{(V_0 - V) \times T \times F}{W} \times 100\% \qquad （公式 4 - 4）$$

式中：V_0，空白消耗的硫酸滴定液的体积；V，阿司匹林供试品消耗的硫酸滴定液的体积；T，以氢氧化钠为滴定剂计算的滴定度；F，以硫酸为滴定剂计算校正因子；W，称样量。

（二）阿司匹林片剂的质量分析

1. 阿司匹林片的鉴别

（1）在含量测定项下记录的色谱图中，供试品溶液主峰的保留时间应与对照品溶液主峰的保留时间一致。

（2）取本品的细粉适量（约相当于阿司匹林0.1 g），加水10 ml煮沸，放冷，加三氯化铁试液1滴，即显紫堇色。

（3）取本品的细粉（约相当于阿司匹林0.5 g），加碳酸钠试液10 ml，振摇后，放置5 min，滤过，滤液煮沸2 min，放冷，加过量的稀硫酸，即析出白色沉淀，并发生醋酸的臭气。

2. 阿司匹林片的检查

（1）游离水杨酸：照高效液相色谱法（通则0512）测定。溶剂、色谱条件、系统适用性要求和测定法均与阿司匹林原料药中游离水杨酸检查相同。

测定法：取本品细粉适量（约相当于阿司匹林0.5 g），精密称定，置100 ml量瓶中，加溶剂振摇使阿司匹林溶解并稀释至刻度，摇匀，滤膜滤过，取续滤液，即得供试品溶液。取水杨酸对照品约15 mg，精密称定，置50 ml量瓶中，加溶剂溶解并稀释至刻度，摇匀，精密量取5 ml，置100 ml量瓶中，用溶剂稀释至刻度，摇匀，即得对照品溶液。

精密量取 10 μl 的供试品溶液、对照品溶液、灵敏度溶液与水杨酸对照品溶液,分别注入液相色谱仪,记录色谱图。供试品溶液色谱图中如有与水杨酸峰保留时间一致的色谱峰,按外标法以峰面积计算。限度要求为游离水杨酸量不得过阿司匹林标示量的 0.3%。

(2)溶出度:照溶出度与释放度测定法(通则 0931 第一法)测定。

溶剂、色谱条件与系统适用性要求与含量测定相同。

1)溶出条件:以盐酸溶液(稀盐酸 24 ml 加水至 1 000 ml)500 ml(50 mg 规格)或 1 000 ml(0.1 g、0.3 g、0.5 g 规格)为溶出介质,转速为每分钟 100 转,依法操作,经 30 min 时取样。

2)溶液配制:取溶出液 10 ml 滤过,取续滤液。阿司匹林对照品溶液:取阿司匹林对照品适量,精密称定,加溶剂溶解并定量稀释制成每 1 ml 中约含 0.08 mg(50 mg、0.1 g 规格)、0.24 mg(0.3 g 规格)或 0.4 mg(0.5 g 规格)的溶液。水杨酸对照品溶液:取水杨酸对照品适量,精密称定,加溶剂溶解并定量稀释制成每 1 ml 中约含 10 μg(50 mg、0.1 g 规格)、30 μg(0.3 g 规格)或 50 μg(0.5 g 规格)的溶液。

3)测定法:精密量取供试品溶液、阿司匹林对照品溶液与水杨酸对照品溶液,分别注入液相色谱仪,记录色谱图。按外标法以峰面积分别计算每片中阿司匹林与水杨酸含量,将水杨酸含量乘以 1.304 后,与阿司匹林含量相加即得每片溶出量。

限度为标示量的 80%。

(3)含量测定:

1)高效液相色谱法:色谱条件及系统适用性试验:用十八烷基硅烷键合硅胶为填充剂,以乙腈-四氢呋喃-冰醋酸-水(20∶5∶5∶70)为流动相;检测波长为 276 nm。理论板数按阿司匹林峰计算不低于 3 000,阿司匹林峰与水杨酸峰的分离度符合要求。

测定法:取本品 20 片,精密称定,充分研细,精密称取细粉适量(约相当于阿司匹林 10 mg),置 100 ml 量瓶中,用 1%冰醋酸的甲醇溶液强烈振摇使阿司匹林溶解,并稀释至刻度,摇匀,用滤膜滤过,精密量取续滤液 10 μl,注入液相色谱仪,记录色谱图;另取阿司匹林对照品,精密称定,加 1%冰醋酸的甲醇溶液振摇使溶解,并定量稀释制成每 1 ml 中约含 0.1 mg 的溶液,同法测定。按外标法以峰面积计算,即得。

本品含阿司匹林($C_9H_8O_4$)应为标示量的 95.0%～105.0%。

2)两步滴定法:取本品 10 片,研细,用中性乙醇 70 ml,分数次研磨,并移入 100 ml 量瓶中,充分振摇,再用水适量洗涤研钵数次,洗液合并于 100 ml 量瓶中,再用水稀释至刻度,摇匀,滤过,精密量取滤液 10 ml(相当于阿司匹林 0.3 g),置锥形瓶中,加中性乙醇(对酚酞指示液显中性)20 ml,振摇,使阿司匹林溶解,加酚酞指示液 3 滴,滴加氢氧化钠滴定液(0.1 mol/L)至溶液显粉红色,再精密加氢氧化钠滴定液(0.1 mol/L)40 ml,置水浴上加热 15 min 并时时振摇,迅速放冷至室温,用硫酸滴定液(0.05 mol/L)滴定,并将滴定的结果用空白试验校正。每毫升氢氧化钠滴定液(0.1 mol/L)相当于 18.02 mg $C_9H_8O_{10}$。

五、注意事项

溶出度检查是利用在碱性条件下,加热,使阿司匹林水解,测定水解产物水杨酸的吸收度,按 $E_{1cm}^{1\%}$ 为 265 计算水杨酸的含量,故用阿司匹林的含量表示溶出度时应乘以换算因数。

$$换算因数 = M_{ASP}/M_{SA} = 1.304 \qquad (公式 4-5)$$

六、思考题

(1)简述阿司匹林化学鉴别的原理。

(2)检查游离的水杨酸时,为防止阿司匹林水解,操作中应注意哪些问题?

(3)阿司匹林原料和片剂进行游离水杨酸检查,有哪些异同点?

(4)含量测定时,为什么要做空白试验?空白试验的操作如何进行?为什么加中性乙醇溶解供试品?如何制备中性乙醇?

(5)含量测定时应注意哪些问题才可以获得准确的结果?

实验四十七 | 青蒿素原料药的分析

一、实验目的

(1) 掌握青蒿素原料药的鉴别和含量测定原理和方法。

(2) 熟悉青蒿素原料药的杂质检查方法。

二、实验原理/方法

青蒿素是一种含有过氧基团的倍半萜内酯,结构名称:(3R,5aS,6R,8aS,9R,12S,12aR)-八氢- 3,6,9 -三甲基- 3,12 -氧桥- 12H -吡喃并[4,3 -j]- 1,2 -苯并二氧杂环庚熅- 10(3H)-酮,化学式 $C_{15}H_{22}O_5$。本品为无色或白色针状结晶,在丙酮、乙酸乙酯、三氯甲烷中易溶,在甲醇、乙醇、稀乙醇、乙醚及石油醚中溶解,在水中几乎不溶,在冰醋酸中易溶。按干燥品计算,该药物百分含量应为 98.0%~102.0%。在无水乙醇中 10 mg/mL 的溶液比旋度为+75°~+78°,熔点为 150~153 ℃。其分子结构式如下。

青蒿素($C_{15}H_{22}O_5$,分子量 282.34)

1. 青蒿素的鉴别反应

(1) 呈色反应:青蒿素分子内含有过氧桥键,具有氧化性,在酸性条件下能将碘离子氧化成碘分子,与淀粉指示液反应显蓝紫色。

(2) 羟肟酸铁反应:青蒿素分子为含内酯的羧酸衍生物,在碱性条件下与羟胺反应生成羟肟酸。在稀酸溶液中与高铁离子显紫色。

（3）薄层色谱法：利用合适的展开剂同时分析青蒿素样品和对照品，依据供试品溶液所显主斑点的颜色和位置是否与对照品溶液的主斑点一致进行鉴别。

（4）高效液相色谱法：利用青蒿素对照品和样品同一条件下进样，记录色谱图，考察供试品溶液主峰的保留时间是否与对照品溶液主峰的保留时间一致。

（5）青蒿素的红外光吸收图谱：与对照的图谱（《药品红外光谱集》220图）比对。

2. 青蒿素的杂质检查

（1）有关物质检查：采用反相高效液相色谱法，分离青蒿素及其有关物质，依据 210 nm 波长紫外检测器获得的色谱图，获取峰面积，比对后进行杂质限量检查。杂质 I 峰面积经校正后不得大于对照溶液主峰面积的 0.15 倍。各杂质峰面积的和（杂质 I 按校正后的峰面积计算）不得大于对照溶液主峰面积的 2.5 倍（2.5%）。

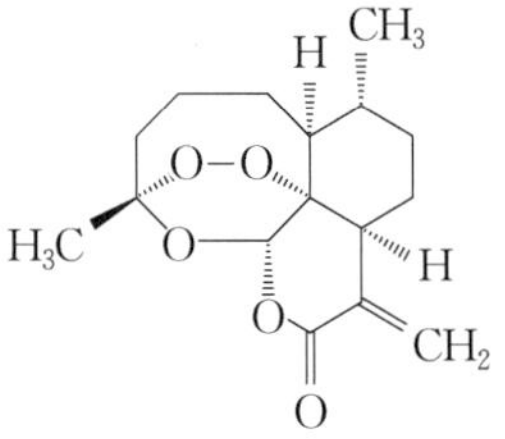

（杂质 I）

（2）干燥失重：80 ℃干燥至恒重，考察减失重量的比例。

（3）炽灼残渣：考察青蒿素中非挥发性无机杂质的限量，不得过 0.1%。

三、仪器与试药

1. 仪器 紫外-可见分光光度计、红外光谱仪、硅胶 G 薄层板、高效液相色谱仪、分析天平、层析缸。

2. 试药 青蒿素原料药、青蒿素对照品、青蒿素杂质 I 对照品、无水乙醇、碘化钾、稀硫酸、淀粉指示剂、盐酸羟胺、氢氧化钠、盐酸、三氯化铁、二氯甲烷、石油醚及乙醚等。

四、实验步骤

1. 青蒿素的鉴别反应

（1）呈色反应：取本品约 5 mg，加无水乙醇 0.5 ml 溶解后，加碘化钾试液 0.4 ml，稀硫酸 2.5 ml 与淀粉指示液 4 滴，立即显紫色。

（2）羟肟酸铁反应：取本品约 5 mg，加无水乙醇 0.5 ml 溶解后，加盐酸羟胺试液 0.5 ml 与氢氧化钠试液 0.25 ml，置水浴中微沸，放冷后，加盐酸 2 滴和三氯化铁试液 1 滴，立即显深紫红色。

（3）薄层色谱法：照《中国药典》2020 年版薄层色谱法（通则 0502）进行青蒿素鉴别。

1）配制溶液：分别取样品和青蒿素对照品适量，加二氯甲烷溶解，各配制并稀释制成每 1 ml 中约含青蒿素 3 mg 的供试品溶液和对照溶液。

2）色谱条件：采用硅胶 G 薄层板，以石油醚（60～90 ℃）-乙醚（1∶1）为展开剂，在层析缸中进行展开。

3）测定法：吸取上述两种溶液各 5 μl，分别点于同一薄层板上，展开，晾干，喷以茴香醛甲醇溶液（取冰醋酸 10 ml 与浓硫酸 5 ml，缓缓加到 55 ml 甲醇中，放冷，将此溶液加入含有 0.5 ml 茴香醛的 30 ml 甲醇中，摇匀，避光保存），在 110 ℃加热 3～5 min 使显色。

4）结果判断：供试品溶液所显主斑点的颜色和位置应与对照品溶液的主斑点一致。

（4）采用含量测定相同方法，查看供试品溶液主峰的保留时间应与对照品溶液主峰的保留时间一致。

2. 青蒿素的杂质检查

照《中国药典》2020 年版的高效液相色谱法（通则 0512）测定。

配制溶液：①供试品溶液。取青蒿素样品，加流动相溶解并稀释制成每 1 ml 中约含青蒿素 10 mg 的溶液。②对照溶液。精密量取供试品溶液 1 ml，置 100 ml 量瓶中，用流动相稀释至刻度，摇匀。③灵敏度溶液。精密量取对照溶液 1 ml，置 20 ml 量瓶中，用流动相稀释至刻度，摇匀。

色谱条件:用十八烷基硅烷键合硅胶为填充剂（C$_{18}$柱,4.6 mm × 50 mm,5 μm）;以乙腈-水(50∶50)为流动相;检测波长为210 nm;进样体积20 μl。精密量取供试品溶液与对照溶液,分别注入液相色谱仪,记录色谱图至主成分峰保留时间的1.5倍。

系统适用性要求:青蒿素峰与杂质Ⅰ峰(相对保留时间约为0.80)之间的分离度应大于4.0。灵敏度溶液色谱图中,主成分峰高的信噪比应大于10。

限度要求:供试品溶液的色谱图中如有杂质峰,杂质Ⅰ(相对保留时间约为0.80)校正后的峰面积(校正因子为0.027)不得大于对照溶液主峰面积的0.15倍(0.15%),相对保留时间约为0.10处的杂质峰面积不得大于对照溶液主峰面积的2倍(2.0%),其他单个杂质峰面积不得大于对照溶液主峰面积的0.3倍(0.3%),各杂质峰面积的和(杂质Ⅰ按校正后的峰面积计算)不得大于对照溶液主峰面积的2.5倍(2.5%),小于灵敏度溶液主峰面积的色谱峰忽略不计。

3. 青蒿素的含量测定　按照高效液相色谱法(通则0512)测定。

(1) 配制溶液:取本品约25 mg,精密称定,置25 ml量瓶中,加流动相溶解并稀释至刻度,摇匀得供试品溶液。取青蒿素对照品约25 mg,精密称定,置25 ml量瓶中,加流动相溶解并稀释至刻度,摇匀对照品溶液。

(2) 色谱条件与系统适用性要求:除灵敏度要求外,与杂质检查项相同。

(3) 测定法:精密量取供试品溶液与对照品溶液,分别注入液相色谱仪,记录色谱图。按外标法以峰面积计算。

五、注意事项

(1) 薄层色谱中可采用手动接触式点样和自动喷雾式点样。如采用接触点样方式,注意勿损伤薄层表面。点间距离可视斑点扩散情况以相邻斑点互不干扰为宜,一般不少于8 mm,高效板供试品间隔不少于5 mm。

(2) 展开前如需要溶剂蒸气预平衡,可在展开缸中加入适量的展开剂,密闭,一般保持15~30 min。溶剂蒸气预平衡后,应迅速放入载有供试品的薄层板,立即密闭,展开。

六、思考题

（1）有关物质分析时，为何杂质Ⅰ需将峰面积校正后与主峰比较？

（2）青蒿素还可以采用哪些方法进行鉴别？

（3）青蒿素的薄层分析中，采用茴香醛甲醇溶液显色的原理是什么？

实验四十八　盐酸普鲁卡因原料药及注射剂的质量分析

一、实验目的

（1）掌握亚硝酸钠滴定法测定药物含量的原理与操作。

（2）掌握 HPLC 法检查盐酸普鲁卡因中对氨基苯甲酸限量的原理及方法。

（3）熟悉 HPLC 法在药物鉴别、检查及含量测定中的应用。

二、实验原理/方法

盐酸普鲁卡因属于对氨基苯甲酸酯类局麻药物。化学名为 4-氨基苯甲酸-2-（二乙氨基）乙酯盐酸盐。本品为白色结晶或结晶性粉末；无臭。本品在水中易溶，在乙醇中略溶，在三氯甲烷中微溶，在乙醚中几乎不溶。按干燥品计算，含 $C_{13}H_{20}N_2O_2 \cdot HCl$ 不得少于 99.0%。其分子结构式如下。

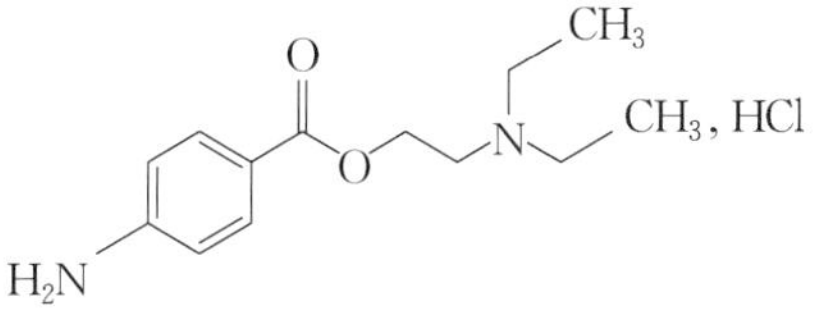

盐酸普鲁卡因（$C_{13}H_{20}N_2O_2 \cdot HCl$，分子量 272.22）

1. 盐酸普鲁卡因的鉴别反应　《中国药典》2020 年版收载盐酸普鲁卡

因的鉴别方法共有4项,包括芳香第一胺反应、水解反应、氯化物鉴别和红外光谱鉴别。其中的化学鉴别如下:

(1) 盐酸普鲁卡因分子中具有芳伯胺结构,在酸性溶液中可与亚硝酸钠试液进行重氮化反应生成重氮盐,与碱性 β-萘酚偶合生成橙红色的沉淀。

(2) 盐酸普鲁卡因分子中具有酯键结构,在碱性条件下可水解,利用其水解产物的特性或与某些试剂的反应可进行鉴别。

(3) 盐酸普鲁卡因应显氯化物的鉴别反应。

2. 检查　盐酸普鲁卡因分子结构中有酯键,易发生水解反应。特别是注射液在制备过程中受灭菌温度、溶液 pH、储藏时间以及光线和金属离子等因素的影响,易发生水解反应生成对氨基苯甲酸类的杂质,其中对氨基苯甲酸随储藏时间的延长或受热,可进一步脱酸转化为苯胺,而苯胺又可被氧化为有色物,使注射液变黄、疗效下降、毒性增加。因此,《中国药典》规定需检查其主要水解产物及其他有关物质。其中原料药需控制对氨基苯甲酸的限量,注射液除对氨基苯甲酸外,还需控制其他有关杂质。方法选择专属性强、灵敏度高的高效液相色谱法。

3. 含量测定　盐酸普鲁卡因具有芳伯胺基,可在盐酸存在下与亚硝酸钠定量发生重氮化反应,生成重氮盐,永停法指示终点。《中国药典》2020年版中盐酸普鲁卡因原料药及注射用盐酸普鲁卡因的含量测定方法均采用此法。

$$\text{Ar} - \text{NH}_2 + \text{NaNO}_2 + 2\text{HCl} \longrightarrow [\text{Ar} - \text{N}_2]\text{Cl} + \text{NaCl} + 2\text{H}_2\text{O}$$

盐酸普鲁卡因注射液含量测定方法为高效液相色谱法。

三、仪器与试药

1. 仪器　高效液相色谱仪,永停滴定仪,电磁搅拌器,酸度计,滴定管,移液管等。

2. 试药　盐酸普鲁卡因原料,盐酸普鲁卡因注射液,盐酸普鲁卡因对照品,对氨基苯甲酸对照品,溴化钾,碱性 β-萘酚,亚硝酸钠,盐酸,稀硝酸,硝酸银试液,甲醇,庚烷磺酸钠,磷酸二氢钾,磷酸,氢氧化钠。

四、实验步骤

(一) 盐酸普鲁卡因原料药的质量分析

1. 鉴别

(1) 取本品约 0.1 g,加水 2 ml 溶解后,加 10％氢氧化钠溶液 1 ml,即生成白色沉淀;加热,变为油状物;继续加热,发生的蒸气能使湿润的红色石蕊试纸变为蓝色;热至油状物消失后,放冷,加盐酸酸化,即析出白色沉淀。

(2) 本品的红外光吸收图谱应与对照的图谱(药品红外光谱集 397 图)一致。

(3) 本品的水溶液显氯化物鉴别(1)的反应(通则 0301)。取本品,加稀硝酸使成酸性,滴加硝酸银试液,即出现白色凝乳状沉淀;分离,沉淀加氨试液即溶解。滴加稀硝酸酸化,沉淀重新生成。

(4) 本品显芳香第一胺类的鉴别反应(通则 0301)。取本品适量(约相当于盐酸普鲁卡因 50 mg),加稀盐酸 1 ml,必要时缓缓煮沸使溶解,放冷,加 0.1 mol/L 亚硝酸钠溶液数滴,滴加碱性 β‐萘酚试液数滴,生成橙红色沉淀。

2. 检查

(1) 酸度:取本品 0.40 g,加水 10 ml 溶解后,加甲基红指示液 1 滴,如显红色,加氢氧化钠滴定液(0.02 mol/L)0.20 ml,应变为橙色。

(2) 溶液的澄清度:取本品 2.0 g,加水 10 ml 溶解后,溶液应澄清。

(3) 对氨基苯甲酸:照高效液相色谱法(通则 0512)测定。

取本品,精密称定,加水溶解并定量稀释制成每 1 ml 中含 0.2 mg 的溶液,作为供试品溶液;取对氨基苯甲酸对照品适量,精密称定,加水溶解并定量稀释制成每 1 ml 中约含 1 μg 的溶液,作为对照品溶液;取供试品溶液 1 ml 与对照品溶液 9 ml,混匀,作为系统适用性溶液。用十八烷基硅烷键合硅胶为填充剂;以含 0.1％庚烷磺酸钠的 0.05 mol/L 磷酸二氢钾溶液(用磷酸调节 pH 值至 3.0) 甲醇(68∶32)为流动相;检测波长为 279 nm;系统适用性溶液色谱图中,理论板数按对氨基苯甲酸峰计算不低于 2 000,普鲁卡因峰与对氨基苯甲酸峰的分离度应大于 2.0。精密量取供试品溶液与对照品溶液 $10\ \mu l$,分别注入液相色谱仪,记录色谱图。供试品溶液色谱图中如有与对氨基苯甲酸峰保留时间一致的色谱峰,按外标法以峰面积计算,不得过 0.5%。

（4）干燥失重:取本品,在 105 ℃干燥至恒重,减失重量不得过 0.5%（通则 0831）。

（5）炽灼残渣:取本品 1.0 g,依法检查（通则 0841）,遗留残渣不得过 0.1%。

3. 含量测定   取盐酸普鲁卡因约 0.6 g,精密称定,置烧杯中,加水 40 ml 与盐酸溶液（1→2）15 ml,置电磁搅拌器上搅拌溶解,加入溴化钾 2 g,插入铂-铂电极,在 15～25 ℃下,将滴定管的尖端插入液面下约 2/3 处,用亚硝酸钠滴定液（0.1 mol/L）迅速滴定,边滴边搅拌。至近终点时,将滴定管的尖端提出液面,用少量蒸馏水淋洗,洗液并入溶液中,继续缓缓滴定,至电流计指针突然偏转,并不再回复,即为终点。每 1 ml 亚硝酸钠滴定液（0.1 mol/L）相当于 27.28 mg 的 $C_{13}H_{20}N_2O_2 \cdot HCl$。

（二）盐酸普鲁卡因注射液的质量分析

盐酸普鲁卡因注射液为盐酸普鲁卡因加氯化钠适量使成等渗的灭菌水溶液。含盐酸普鲁卡因（$C_{13}H_{20}N_2O_2 \cdot HCl$）应为标示量的 95.0%～105.0%。

1. 鉴别

（1）取本品,照盐酸普鲁卡因项下的鉴别(3)、(4)项试验,显相同的反应。

（2）在含量测定项下记录的色谱图中,供试品溶液主峰的保留时间应与对照品溶液主峰的保留时间一致。

（3）取本品（约相当于盐酸普鲁卡因 80 mg）,水浴蒸干,残渣经减压干燥,依法测定。本品的红外光吸收图谱应与对照的图谱（药品红外光谱集 397图）一致。

2. 检查

（1）pH 值:应为 3.5～5.0（通则 0631）。

（2）有关物质:照高效液相色谱法（通则 0512）测定。

精密量取本品适量,用水定量稀释制成每 1 ml 中约含盐酸普鲁卡因

0.2 mg 的溶液,作为供试品溶液;精密量取供试品溶液 1 ml,置 100 ml 量瓶中,用水稀释至刻度,摇匀,作为对照溶液;取对氨基苯甲酸对照品适量,精密称定,加水溶解并定量稀释制成每 1 ml 中约含 2.4 μg 的溶液,作为对照品溶液。取供试品溶液 1 ml 与对照品溶液 9 ml,混匀,作为系统适用性溶液。

精密量取供试品溶液、对照溶液与对照品溶液各 10 μl,分别注入液相色谱仪,记录色谱图至主成分峰保留时间的 4 倍。供试品溶液色谱图中如有与对氨基苯甲酸保留时间一致的色谱峰,按外标法以峰面积计算,不得过盐酸普鲁卡因标示量的 1.2%,其他杂质峰面积的和不得大于对照溶液的主峰面积(1.0%)。

3. **含量测定**　照高效液相色谱法(通则 0512)测定。

精密量取本品适量,用水定量稀释制成每 1 ml 中含盐酸普鲁卡因 0.02 mg 的溶液,作为供试品溶液;取盐酸普鲁卡因对照品适量,精密称定,加水溶解并定量稀释制成每 1 ml 中含 0.02 mg 的溶液,作为对照品溶液。检测波长 290 nm,其他色谱条件同有关物质项下。精密量取供试品溶液与对照品溶液,分别注入液相色谱仪,记录色谱图。按外标法以峰面积计算药物的含量。

五、注意事项

(1) 亚硝酸钠滴定过程中应控制温度不能过高。
(2) 近等当点时应控制滴定速度不能过快。

六、思考题

(1) 亚硝酸钠滴定法还可选用哪些方法指示终点?
(2) 实验注意事项有哪些?
(3) 亚硝酸钠滴定法测定盐酸普鲁卡因含量时为什么加入溴化钾?

实验四十九 | 尼莫地平原料药及片剂的质量分析

一、实验目的

(1) 掌握铈量法测定尼莫地平含量的原理及操作方法。

(2) 熟悉尼莫地平的有关物质检查及化学鉴别方法。

(3) 熟悉尼莫地平片中含量均匀度及溶出度检查的原理和方法。

(4) 了解尼莫地平的光谱鉴别方法。

二、实验原理/方法

尼莫地平为二氢吡啶类钙通道阻滞剂，化学名为 2,6-二甲基-4-(3-硝基苯基)-1,4-二氢-3,5-吡啶二甲酸 2-甲氧乙酯异丙酯。淡黄色结晶性粉末，无臭。遇光不稳定。在丙酮、三氯甲烷或乙酸乙酯中易溶，在乙醇中溶解，在乙醚中微溶，在水中几乎不溶。按干燥品计算，含 $C_{21}H_{26}N_2O_7$ 应为 98.5%～101.5%。其分子结构式如下。

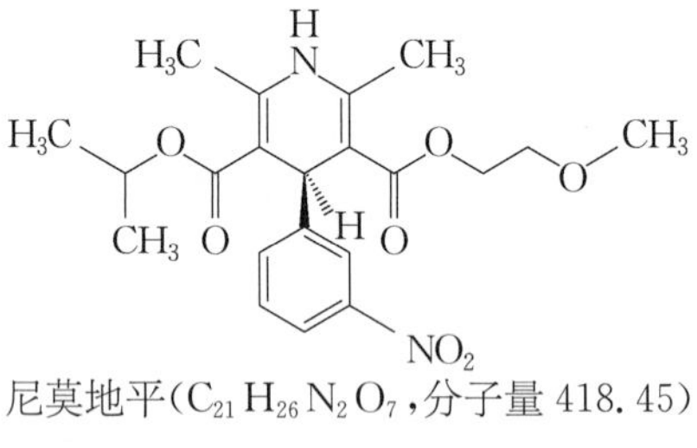

尼莫地平($C_{21}H_{26}N_2O_7$,分子量 418.45)

1. 尼莫地平的鉴别反应 二氢吡啶类药物苯环上硝基具有氧化性，可将氢氧化亚铁氧化为红棕色氢氧化铁沉淀，《中国药典》2020 版用该反应鉴别尼莫地平及其片剂、分散片、胶囊、软胶囊。尼莫地平具有芳环，在紫外光区有特征吸收；在 237 nm 的波长处有最大吸收；还具有特征的红外光谱。

2. 尼莫地平的主要杂质检查　尼莫地平在光照和氧化剂存在条件下会生成降解氧化产物 2,6-二甲基-4-(3-硝基苯基)-3,5-吡啶二甲酸-2-甲氧基乙酯异丙酯(杂质Ⅰ)。化学反应式为:

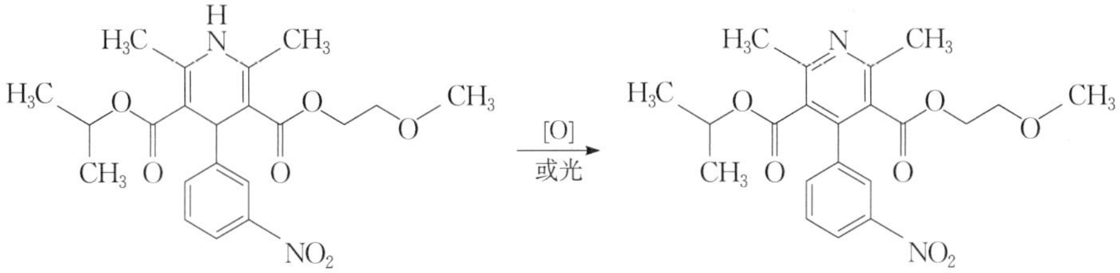

因该杂质无药理学活性,且结构上与具有肝肾毒性的尼莫地平体内代谢物相似,故应对其含量进行严格控制。《中国药典》2020 版采用 HPLC 法对其进行检查。

3. 尼莫地平的含量测定方法

(1) 铈量法:尼莫地平具有还原性,可在酸性溶液中以邻二氮菲为指示剂,用硫酸铈滴定液直接滴定,以邻二氮菲指示液指示终点。反应摩尔比为1∶2。终点时微过量的 Ce^{4+} 将指示液中的 Fe^{2+} 氧化成 Fe^{3+},溶液由橙红色变为浅黄绿色。化学反应式为:

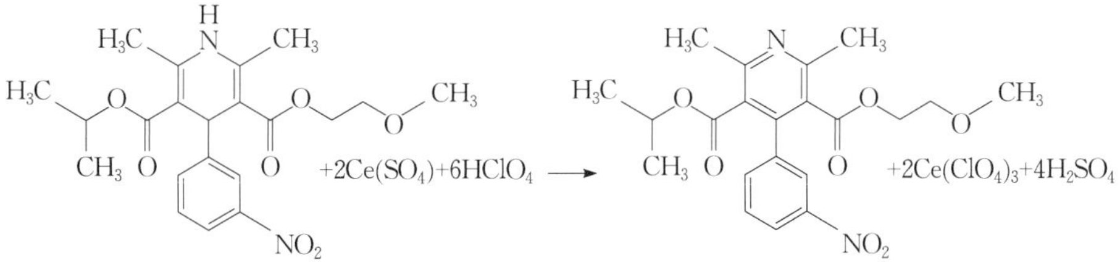

(2) 高效液相色谱法:用于尼莫地平片剂的含量测定。

三、仪器与试药

1. 仪器　高效液相色谱仪,紫外-可见分光光度计,红外分光光度计,滴定装置,电子天平,水浴锅,乳钵等。

2. 试药　尼莫地平原料药、尼莫地平对照品、尼莫地平杂质Ⅰ2,6-二甲基-4-(3-硝基苯基)-3,5-吡啶二甲酸-2-甲氧基乙酯异丙酯对照品；高氯酸、邻二氮菲指示液、硫酸铈滴定液、醋酸钠、冰醋酸、十二烷基硫酸钠、无水乙醇、甲醇、乙腈、硫酸、硫酸亚铁、氢氧化钾。

四、实验步骤

(一) 尼莫地平原料药的质量分析

1. 鉴别

(1) 取本品约 20 mg，加乙醇 2 ml 溶解后，加新制的 5% 硫酸亚铁铵溶液 2 ml，1.5 mol/L 硫酸溶液 1 滴与 0.5 mol/L 氢氧化钾溶液 1 ml，强烈振摇，1 min 内沉淀由灰绿色变为红棕色。

(2) 取本品适量，加乙醇制成每 1 ml 含 10 μg 的溶液，照紫外-可见分光光度法（通则 0401）测定，在 237 nm 的波长处有最大吸收。

(3) 本品的红外光吸收图谱与对照的图谱（药品红外光谱集 599 图）一致。

2. 检查　有关物质照高效液相色谱法（通则 0512）测定。避光操作。

取本品，精密称定，加流动相溶解并定量稀释制成每 1 ml 中约含 0.2 mg 的溶液，作为供试品溶液；另取杂质 I 对照品，精密称定，加流动相溶解并定量稀释制成每 1 ml 中约含 20 μg 的溶液，作为对照品储备液，精密量取此储备液及供试品溶液各 1 ml，置 100 ml 量瓶中，用流动相稀释至刻度，摇匀，作为对照溶液。用十八烷基硅烷键合硅胶为填充剂；以甲醇-乙腈-水（35：38：27）为流动相；检测波长 235 nm。取尼莫地平对照品、杂质 I 对照品适量，加流动相溶解并稀释制成的每 1 ml 中各约含 200 μg 与 1 μg 的混合溶液 20 μl，注入液相色谱仪，尼莫地平峰与杂质 I 峰的分离度应大于 3.0。精密量取供试品溶液与对照溶液 20 μl，分别注入液相色谱仪，记录色谱图至主成分峰保留时间的 3 倍。供试品溶液色谱图中如有与杂质 I 峰保留时间一致的色谱峰，按外标法以峰面积计算，不得过 0.1%；其他单个杂质峰面积不得大于对照溶液中尼莫地平峰面积的 0.5 倍（0.5%），各杂质峰面积（杂质 I 峰面积乘以 1.78）的和不得大于对照溶中尼莫地平峰面积(1.0%),小于对照溶液中尼莫地平峰面积0.02倍的色谱峰忽略不计。

3. **含量测定** 取本品约0.18g,精密称定,加无水乙醇25 ml,微温使溶解,加高氯酸溶液(取70%高氯酸溶液8.5 ml,加水至100 ml)25 ml,加邻二氮菲指示液4滴,用硫酸铈滴定液(0.1 mol/L)滴定至溶液由橙红色变为浅黄绿色,并将滴定结果用空白试验校正。每1 ml硫酸铈滴定液(0.1 mol/L)相当于20.92 mg的$C_{21}H_{26}N_2O_7$。按下式计算含量:

$$含量(\%) = \frac{(V-V_0)TF}{W} \times 100\% \qquad (公式 4-5)$$

式中:T为滴定度,F为校正因子,W为供试品取样量。

(二) 尼莫地平片的质量分析

尼莫地平片为类白色至淡黄色片、薄膜衣片或糖衣片;除去包衣后,显类白色至淡黄色。剂量有20 mg和30 mg两种,含尼莫地平($C_{21}H_{26}N_2O_7$)应为标示量的90.0%~110.0%。

1. **鉴别**

(1) 取本品的细粉适量(约相当于尼莫地平40 mg),加乙醇5 ml,振摇使尼莫地平溶解,滤过,取续滤液约3 ml,加新制的5%硫酸亚铁铵溶液2 ml,加1.5 mol/L硫酸溶液1滴与0.5 mol/L氢氧化钾溶液1 ml,强烈振摇,1 min内沉淀由灰绿色变为红棕色。

(2) 在含量测定项下记录的色谱图中,供试品溶液主峰的保留时间应与对照品溶液主峰的保留时间一致。

2. **检查** 有关物质照高效液相色谱法(通则0512)测定。避光操作。

取含量测定项下的细粉适量(约相当于尼莫地平10 mg),精密称定,置50 ml量瓶中,加流动相适量,超声约15 min使尼莫地平溶解,放冷,用流动相稀释至刻度,摇匀,离心10 min(3 000 r/min),取上清液。取杂质Ⅰ对照品,精密称定,加流动相溶解并定量稀释制成每1 ml中约含20 μg的溶液,精密量取5 ml,置100 ml量瓶中,精密加入供试品溶液1 ml,用流动相稀释至刻度,摇匀,作为对照溶液。照尼莫地平有关物质项下的方法测定。供试品溶液的色谱图中如有杂质峰,除相对保留时间小于 0.35 的色谱峰不计外,如有与杂质 I 峰保留时间一致的色谱峰,按外标法以峰面积计算,不得过尼莫地平标示量的 0.5%;其他单个杂质峰面积不得大于对照溶液中尼莫地平峰面积(1.0%),各杂质峰面积(杂质 I 峰面积乘以 1.78)的和不得大于对照溶液中尼莫地平峰面积的 2 倍(2.0%),小于对照溶液中尼莫地平峰面积 0.02 倍的色谱峰忽略不计。

(2) 含量均匀度(20 mg 规格):避光操作。取本品 1 片,置乳钵中,研细,加流动相适量研磨,用流动相分次转移至 100 ml 量瓶中,超声约 15 min 使尼莫地平溶解,放冷,用流动相稀释至刻度,摇匀,离心 10 min(3 000 r/min),精密量取上清液 5 ml,置 50 ml 量瓶中,用流动相稀释至刻度,摇匀,作为供试品溶液。照含量测定项下的方法测定含量,应符合规定(通则 0941)。

(3) 溶出度:照溶出度与释放度测定法(通则 0931 第二法)测定。避光操作。

溶出条件以醋酸盐缓冲液(取醋酸钠 0.299 g,加水 50 ml,振摇使溶解,加冰醋酸 0.174 g,用水稀释至 100 ml,摇匀,即得,pH=4.5)(含 0.3%十二烷基硫酸钠)900 ml 为溶出介质,转速为 75 r/min,依法操作,经 30 min 时取溶出液滤过,精密量取续滤液 10 ml,置 20 ml(20 mg 规格)或 25 ml(30 mg 规格)量瓶中,用溶出介质稀释至刻度,摇匀作为供试品溶液。取尼莫地平对照品约 10 mg,精密称定,置 100 ml 量瓶中,加乙醇 10 ml,振摇使溶解,用溶出介质稀释至刻度,摇匀,精密量取 5 ml,置 50 ml 量瓶中,用溶出介质稀释至刻度,摇匀,制成每 1 ml 中约含尼莫地平 10 μg 的溶液,作为对照品溶液。照紫外-可见分光光度法(通则 0401),在 238 nm 的波长处分别测定吸光度,计算每片的溶出量。限度为标示量的 85%,应符合规定。

3. 含量测定　照高效液相色谱法(通则 0512)测定。避光操作。

色谱条件和系统适用性试验用十八烷基硅烷键合硅胶为填充剂;以甲醇-乙腈-水(35:38:27)为流动相;检测波长为 235 nm;理论板数按尼莫地平峰计算不低于 8 000,尼莫地平峰与相邻杂质峰的分离度应符合要求。

测定法:避光操作,取本品 20 片(糖衣片应除去包衣),精密称定,研细,精密称取适量(约相当于尼莫地平 10 mg),置 50 ml 量瓶中,加流动相适量,超声约 15 min 使尼莫地平溶解,放冷,用流动相稀释至刻度,摇匀,离心 10 min(3 000 r/min),精密量取上清液 5 ml,置 50 ml 量瓶中,用流动相稀释至刻度,摇匀,精密量取 10 μl,注入液相色谱仪,记录色谱图;另取尼莫地平对照品,精密称定,加流动相溶解并定量稀释制成每 1 ml 中约含 20 μg 的溶液,同法测定。按外标法以峰面积计算,即得。

五、注意事项

(1)尼莫地平见光易分解,应在避光条件下操作。
(2)邻二氮菲指示液应临用新配。

六、思考题

(1)《中国药典》2020 年版中溶出度测定方法有哪几种?《美国药典》中又有哪几种?
(2)尼莫地平原料药采用铈量法进行含量测定时,为什么要加入 25 ml 的高氯酸溶液?

| 实验五十 | 硫酸阿托品原料及注射液的质量分析

一、实验目的

(1)掌握硫酸阿托品原料药和注射剂的含量测定原理和方法。
(2)熟悉硫酸阿托品的鉴别反应和有关物质的检查方法。

二、实验原理/方法

硫酸阿托品为抗胆碱药,化学名为(±)-α-(羟甲基)苯乙酸-8-甲基-

8-氮杂双环[3.2.1]-3-辛酯硫酸盐一水合物。无色结晶或白色结晶性粉末。在水中极易溶解，在乙醇中易溶。按干燥品计算，含 $(C_{17}H_{23}NO_3)_2$ · H_2SO_4 不得少于 98.5%。注射液为硫酸阿托品的灭菌水溶液，含硫酸阿托品 $(C_{17}H_{23}NO_3)_2$ · H_2SO_4 应为标示量的 90.0%～110.0%。其分子结构式如下。

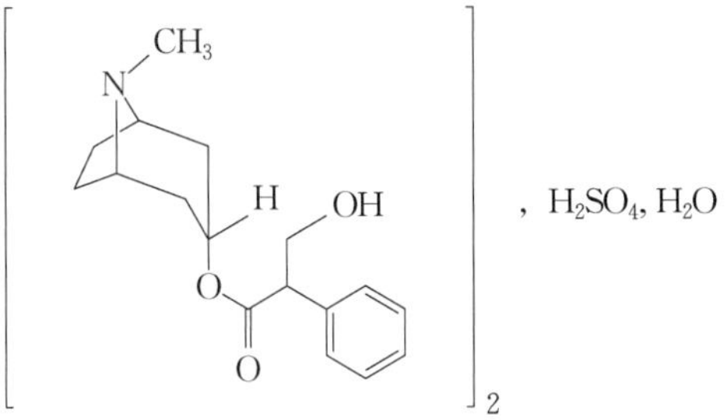

硫酸阿托品($(C_{17}H_{23}NO_3)_2$ · H_2SO_4，分子量 694.84)

1. 硫酸阿托品的鉴别反应

（1）硫酸阿托品显托烷生物碱的鉴别反应（通则 0301）：硫酸阿托品是莨菪醇和莨菪酸的酯，水解后生成莨菪醇和莨菪酸。莨菪酸与发烟硝酸共热，生成黄色的三硝基衍生物，再与乙醇及固体氢氧化钾作用，转变为醌型产物而显紫色。

（2）本品的水溶液显硫酸盐的鉴别试验（通则 0301）。

（3）本品的红外光吸收图谱应与对照的图谱（药品红外光谱集 487 图）一致。

2. 硫酸阿托品的含量测定方法

（1）非水溶液滴定法：阿托品具有弱碱性，可以冰醋酸、醋酐为溶剂，高氯酸为滴定剂、结晶紫为指示剂进行原料药的含量测定。

$$(C_{17}H_{23}NO_3)_2 · H_2SO_4 + HClO_4 \longrightarrow$$
$$(C_{17}H_{23}NO_3H^+) · HSO_4^- + (C_{17}H_{23}NO_3H^+) · ClO_4^-$$

（2）酸性染料比色法：在适当的 pH 介质中，硫酸阿托品与氢离子结合成阳离子，而溴甲酚绿在此条件下解离为阴离子，两种离子定量地结合成有色离子对，可被三氯甲烷定量萃取，在 420 nm 波长处测定吸收度，即可计算出药物的含量。《中国药典》中硫酸阿托品片剂及注射剂均采用此法测定含量。

$$B + H^+ \rightleftharpoons BH^+$$

$$HIn \rightleftharpoons H^+ + In^-$$

$$BH^+ + In^- \rightleftharpoons (B^+ \cdot InH^-)_{水相} \rightleftharpoons (BH^+ \cdot In^-)_{有机相}$$

三、仪器与试药

1. **仪器**　高效液相色谱仪、紫外-可见分光光度计、分析天平。

2. **试药**　硫酸阿托品对照品、硫酸阿托品原料药、硫酸阿托品注射剂；高氯酸、结晶紫、溴甲酚绿、庚烷磺酸钠、磷酸二氢钾、氢氧化钾、氯化钡、氢氧化钠、发烟硝酸、盐酸、磷酸、冰醋酸、醋酐、乙醇、乙腈、三氯甲烷。

四、实验步骤

(一) 硫酸阿托品原料药的质量分析

1. **鉴别**

(1) 本品的红外光吸收图谱应与对照的图谱(药品红外光谱集 487 图)一致。

(2) 本品显托烷生物碱类的鉴别反应(通则 0301)。取供试品约 10 mg，加发烟硝酸 5 滴，置水浴上蒸干，得黄色的残渣，放冷，加乙醇 2～3 滴湿润，加固体氢氧化钾一小粒，即显深紫色。

(3) 本品的水溶液显硫酸盐的鉴别反应(通则 0301)。

2. **检查**

(1) 酸度：取本品 0.50 g，加水 10 ml 溶解后，加甲基红指示液 1 滴，如显红色，加氢氧化钠滴定液(0.02 mol/L)0.15 ml，应变为黄色。

(2) 莨菪碱：取本品，按干燥品计算，加水溶解并制成每 1 ml 中含 50 mg 的溶液，依法测定(通则 0621)，旋光度不得过－0.40°。

(3) 有关物质：照高效液相色谱法(通则 0512)测定。

　　取本品,加水溶解并稀释制成每 1 ml 中约含 0.5 mg 的溶液作为供试品溶液;精密量取供试品溶液 1 ml,置 100 ml 量瓶中,用水稀释至刻度,摇匀,作为对照溶液。用十八烷基硅烷键合硅胶为填充剂;以 0.05 mol/L 磷酸二氢钾溶液(含 0.0025 mol/L 庚烷磺酸钠)-乙腈(84∶16)(用磷酸或氢氧化钠试液调节 pH 值至 5.0)为流动相;检测波长为 225 nm;进样体积 20 μl。精密量取供试品溶液与对照溶液,分别注入液相色谱仪,记录色谱图至主成分峰保留时间的 2 倍。供试品溶液色谱图中如有杂质峰,扣除相对保留时间 0.17 之前的色谱峰,各杂质峰面积的和不得大于对照溶液主峰面积(1.0%)。

　　3. 含量测定　取本品约 0.5 g,精密称定,加冰醋酸与醋酐各 10 ml 溶解后,加结晶紫指示液 1～2 滴,用高氯酸滴定液(0.1 mol/L)滴定至溶液显纯蓝色,并将滴定的结果用空白试验校正。每 1 ml 高氯酸滴定液(0.1 mol/L)相当于 67.68 mg 的 $(C_{17}H_{23}NO_3)_2 \cdot H_2SO_4$。

(二) 硫酸阿托品注射剂的质量分析

1. 鉴别

　　(1) 取本品适量(约相当于硫酸阿托品 5 mg),置水浴上蒸干,残渣显托烷生物碱类的鉴别反应(通则 0301)。

　　(2) 本品显硫酸盐的鉴别反应(通则 0301)。

2. 检查

　　(1) pH 值:应为 3.5～5.5(通则 0631)。

　　(2) 有关物质:照高效液相色谱法(通则 0512)测定。取本品,用水稀释制成每 1 ml 中含硫酸阿托品 0.5 mg 的溶液,作为供试品溶液。另精密量取供试品溶液 3 ml,置 100 ml 量瓶中,用水稀释至刻度,摇匀作为对照溶液。色谱条件、系统适用性要求与测定法见硫酸阿托品有关物质项下。供试品溶液色谱图中如有杂质峰,扣除相对保留时间 0.17 之前的色谱峰,各杂质峰面积的和不得大于对照溶液主峰面积(3.0%)。

　　3. 含量测定　照紫外-可见分光光度法(通则 0401)测定。

　　精密量取本品适量(约相当于硫酸阿托品 2.5 mg),置 50 ml 量瓶中,用水稀释至刻度,摇匀,作为供试品溶液。取硫酸阿托品对照品约 25 mg,精密称定,置 25 ml 量瓶中,加水溶解并稀释至刻度,摇匀,精密量取 5 ml,置 100 ml 量瓶中,用水稀释至刻度,摇匀,作为对照溶液品。精密量取供试品溶液与对照品溶液各 2 ml,分别置预先精密加入三氯甲烷 10 ml 的分液漏斗中,各加溴甲酚绿溶液(取溴甲酚绿 50 mg 与邻苯二甲酸氢钾 1.021 g,加 0.2 mol/L 氢氧化钠溶液 6.0 ml 使溶解,再用水稀释至 100 ml,摇匀,必要时滤过)2.0 ml,振摇提取 2 min 后,静置使分层,分取澄清的三氯甲烷液,在 420 nm 的波长处分别测定吸光度,计算,并将结果乘以 1.027。

五、注意事项

(1) 比色法测定注射剂含量时,所需对照溶液、试剂、溶剂等均应用移液管精密移取。比色时应遵循平行的原则。

(2) 比色测定分取三氯甲烷时,需弃去初滤液约 1 ml,分取的三氯甲烷需加入无水硫酸钠除去水分。

六、思考题

(1) 硫酸阿托品原料药采用非水溶液滴定法测定含量,请说明非水溶液滴定法的基本原理及硫酸盐滴定注意事项。

(2) 酸性染料比色法测定生物碱类药物的基本原理是什么? 影响测定的主要因素有哪些?

实验五十一 | 维生素类药物的分析

一、实验目的

(1) 了解维生素 A、维生素 B_1、维生素 C 和维生素 E 药物结构和性质。

(2) 掌握维生素 A、维生素 B_1、维生素 C 和维生素 E 典型鉴别反应的原理及方法。

（3）熟悉维生素 A、维生素 B_1、维生素 C 和维生素 E 中特殊杂质的检查原理和方法。

（4）掌握维生素 A、维生素 B_1、维生素 C 和维生素 E 含量测定的原理、操作和计算。

二、实验原理/方法

（一）维生素类药物结构和性质

维生素 A 是一种具有共轭多烯醇侧链的环己烯，为脂溶性维生素，化学名为 3,7-二甲基-9-（2,6,6-三甲基-1-环己烯基-1）-2,4,6,8-壬四烯-1-醇。具有多个共轭烯键，全反式结构活性最佳。该物质为淡黄色油溶液或结晶与油的混合物（加热至 60 ℃应为澄清溶液）；无臭；在空气中易氧化，遇光易变质。本品与三氯甲烷、乙醚、环己烷或石油醚能任意混合，在乙醇中微溶，在水中不溶。每 1 g 含 270 万单位以上的维生素 A 醋酸酯结晶加精制植物油制成的油溶液，其中维生素 A 应为标示量的 97.0%～103.0%。

维生素 A 软胶囊为维生素 A 加精炼食用植物油溶解并调整浓度后制成，每丸含维生素 A 应为标示量的 90.0%～110.0%。分子结构式如下。

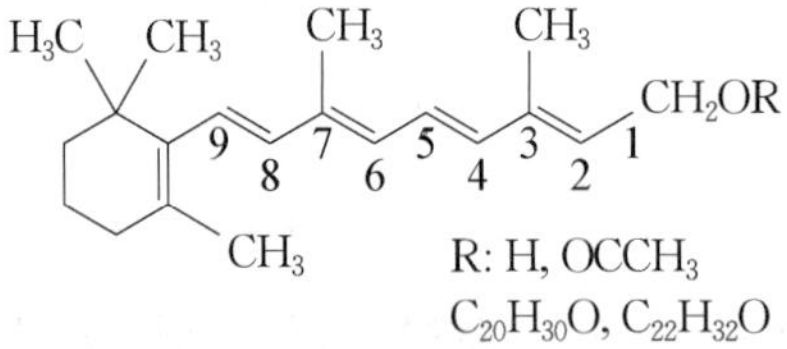

维生素 A

维生素 B_1 为氯化 4-甲基-3-[（2-甲基-4-氨基-5-嘧啶基）甲基]-5-（2-羟基乙基）噻唑盐酸盐。本品为白色结晶或结晶性粉末；有微弱的特臭，味苦；干燥品在空气中迅即吸收约 4% 的水分。按干燥品计算，含 $C_{12}H_{17}ClN_4OS \cdot HCl$ 不得少于 99.0%。

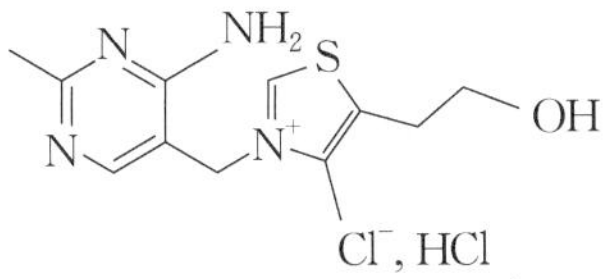

维生素 B₁(C₁₂H₁₇ClN₄OS·HCl,分子量 337.27)

维生素 C,又称 *L*-抗坏血酸,分子结构中含有二烯醇基,特别是 C3-OH 由于共轭效应的影响,酸性较强,可与碳酸氢钠作用成盐。本品为白色结晶或结晶性粉末;无臭,味酸;久置色渐变微黄,水溶液显酸性反应。在水中易溶,在乙醇中略溶,在三氯甲烷或乙醚中不溶。有旋光性,1 ml 中约含 0.10 g 的溶液,在规定条件下测定,比旋度为 +20.5°~+21.5°。含 C₆H₈O₆ 不得少于 99.0%。其分子结构式如下。

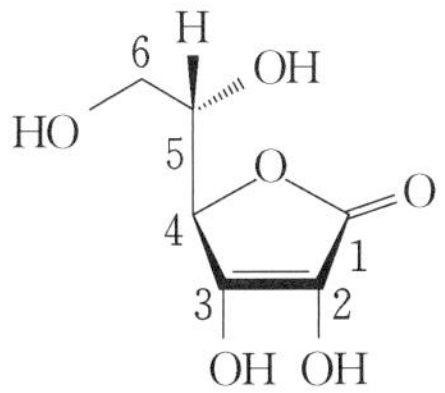

维生素 C(C₆H₈O₆,分子量 176.13)

维生素 E 分子结构为苯并二氢吡喃酮的衍生物,化学名为(±)-2,5,7,8-四甲基-2-(4,8,12-三甲基十三烷基)-6-苯并二氢吡喃醇醋酸酯。其中,合成型为消旋型(dl-α-生育酚醋酸酯),活性最佳。本品为微黄色至黄色或黄绿色澄清的黏稠液体,几乎无臭,遇光色渐变深。天然型放置会固化,25 ℃左右熔化。在无水乙醇、丙酮、乙醚或植物油中易溶,在水中不溶。含 C₃₁H₅₂O₃ 应为 96.0%~102.0%。其分子结构式如下。

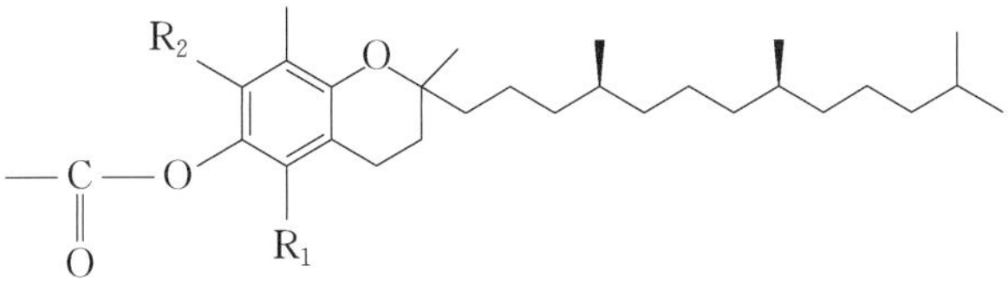

维生素 E(C₃₁H₅₂O₃,分子量 472.75)

(二)维生素类药物的鉴别

1. **维生素 A 的鉴别** 维生素 A 含有多个不饱和共轭多烯侧链,性质不稳定,可与氯化锑(Ⅲ)中存在的亲电试剂氯化高锑(Ⅳ)作用形成不稳定的蓝色碳正离子。反应式如下:

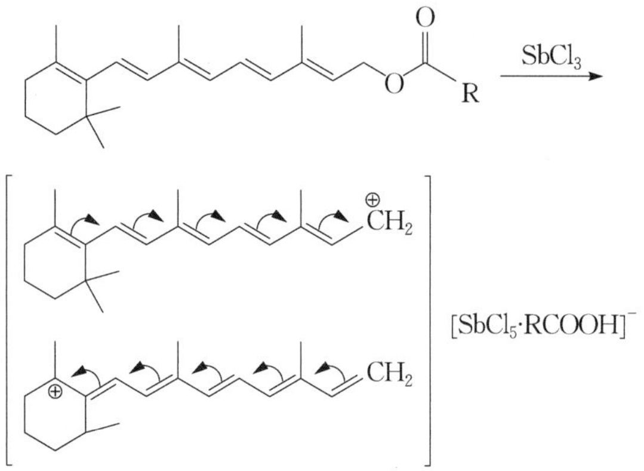

2. **维生素 B_1 的鉴别** 维生素 B_1 在碱性溶液中,可被铁氰化钾氧化生成硫色素。硫色素溶于正丁醇(或异丁醇)中,显蓝色荧光。反应式如下:

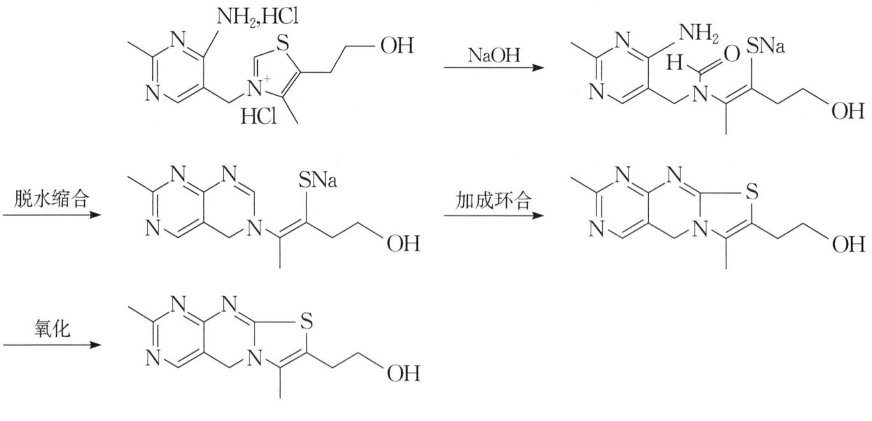

3. **维生素 C 的鉴别** 维生素 C 分子中有二烯醇基,具有强还原性,可被硝酸银或 2,6-二氯靛酚钠氧化为去氢抗坏血酸,同时产生沉淀或颜色发生变化。反应式如下:

与银盐反应：

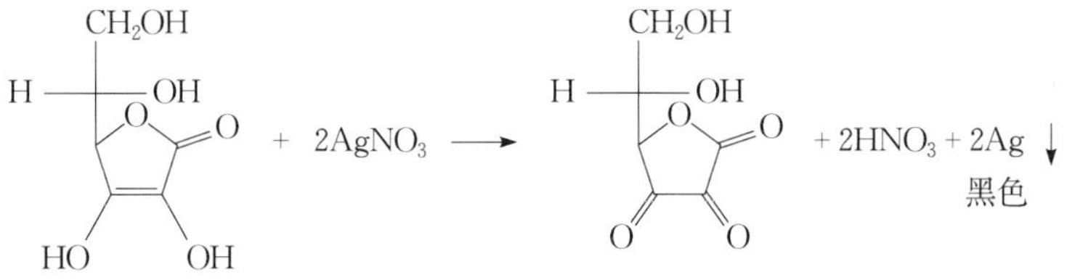

与 2,6-二氯靛酚反应：

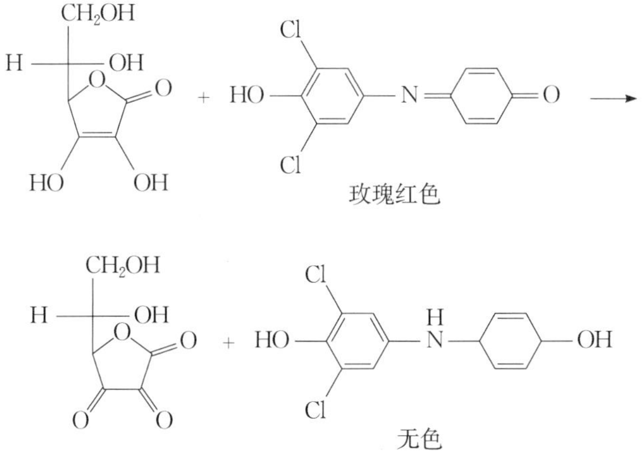

玫瑰红色

无色

4. 维生素 E 的鉴别　维生素 E 在硝酸酸性条件下,水解生成生育酚,生育酚被硝酸氧化为邻醌结构的生育红而显橙红色。反应式如下：

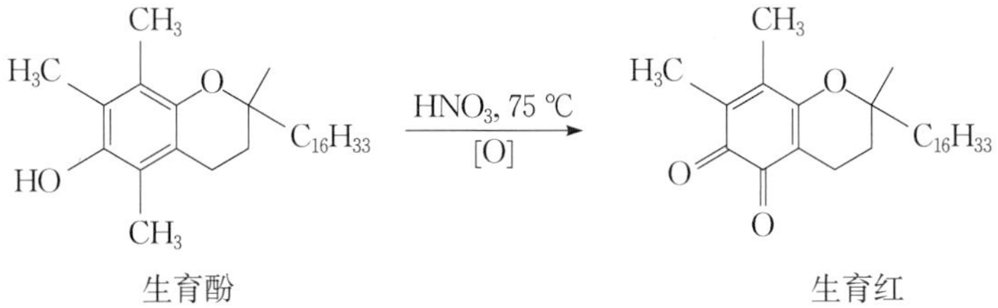

生育酚　　　　　　　　　　　　　生育红

(三) 维生素类药物的杂质检查

1. 维生素 A 中过氧化值检查　维生素 A 中的过氧化物将碘化钾氧化

为碘分子(I_2),进一步由硫代硫酸钠滴定,终点时,I_2被完全消耗,淀粉指示液蓝色消失。

2. 维生素 B₁ 的有关物质检查　维生素 B_1 中有关物质检查采用高效液相色谱法进行限量控制。

3. 维生素 C 的杂质铜检查　维生素 C 合成中采用铜作为催化剂,需控制杂质铜的限量,采用原子吸收分光光度法。

4. 维生素 E 的生育酚检查　维生素 E 在硫酸酸性条件下,水解生成生育酚,以硫酸铈滴定,二苯胺为指示剂。反应式如下:

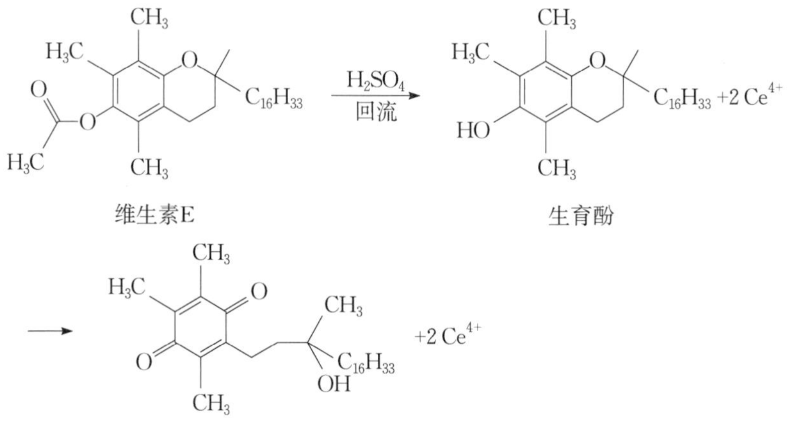

（四）维生素类药物的含量测定

1. 维生素 A 的含量测定——紫外分光光度法(三点校正法)　维生素 A 在 $325 \sim 328\,nm$ 的波长范围内具有强烈的紫外吸收,可用于含量测定。维生素 A 包括脱氢、脱水、环合化合物等杂质,制剂中稀释用油也有吸收,可干扰维生素 A 的含量测定。依据《中国药典》2020 年版四部通则 0721,采用紫外-可见分光光度法(通则 0401)或高效液相色谱法(通则 0512)测定维生素 A 及其制剂中维生素 A 的含量,以单位表示,每单位相当于全反式维生素 A 醋酸酯 $0.344\,\mu g$ 或全反式维生素 A 醇 $0.300\,\mu g$。

"三点校正法"是指在规定的条件下,非维生素 A 物质的无关吸收所引入的误差可以用校正公式校正,以便得到正确结果。校正公式采用三点法,除其中一点是在吸收峰波长处测得外,其他两点分别在吸收峰两侧的波长处测定。

2. **维生素 B₁ 的含量测定——非水滴定法** 维生素 B₁ 分子中含有两个碱性基团—已成盐的伯胺和季胺基团,在非水溶液中,均可与高氯酸作用。根据消耗高氯酸的量即可计算维生素 B₁ 的含量。

3. **维生素 C 的含量测定——碘量法** 维生素 C($C_6H_8O_6$,$\varphi^{\ominus}=0.18\,V$)结构中的二烯醇基能被 I_2($\varphi^{\ominus}=0.535\,V$)定量氧化成二酮基,其反应式如下:

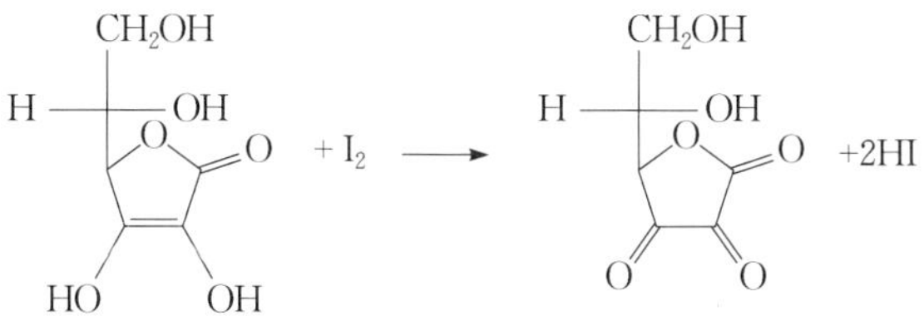

由于维生素 C 的还原性很强,即使在弱酸性条件下,上述反应也进行得相当完全。而维生素 C 在空气中极易被氧化,尤其是在碱性介质中更甚,故该滴定反应在稀醋酸介质中进行,以减少维生素 C 的副反应。

4. **维生素 E 的含量测定——气相色谱法** 维生素 E 的沸点虽高达 350℃,但仍可不经衍生化直接用气相色谱法测定含量,测定时均采用内标法。

仪器:氢火焰离子化检测器,硅酮(OV-17)填充柱或二甲基聚硅氧烷毛细管柱。内标:正三十二烷。试剂:正己烷。

三、仪器与试药

1. **仪器** 高效液相色谱仪,气相色谱仪,100%二甲基聚硅氧烷固定液的毛细管气相色谱柱、十八烷基硅烷键合硅胶色谱柱、硅胶柱。紫外分光光度计,分析天平,电位仪,台秤;称量瓶,锥形瓶,量筒,滴定管。

2. **试药** 维生素 A,维生素 B₁,维生素 C,维生素 E 原料药;三氯化锑,铁氰化钾试液,硝酸银试液,二氯靛酚钠试液,硫酸铜,稀盐酸,硫酸,硝酸,氢氧化钠试液,硫代硫酸钠滴定液,硫酸铈滴定液,冰醋酸,醋酐,高氯酸滴定液,淀粉溶液(0.5%),I_2 标准溶液(0.05 mol/L),三氯甲烷,正丁醇,环己烷,无水乙醇,异辛烷,正三十二烷。

四、实验步骤

(一) 维生素类药物的鉴别

1. 维生素 A 的鉴别 取维生素 A 丸剂内容物 1 滴,加三氯甲烷 10 ml 振摇使溶解;取 2 滴,加三氯甲烷 2 ml(每毫升含维生素 A 10~20 U)与 25% 三氯化锑的三氯甲烷溶液 0.5 ml,即显蓝色,渐变成紫红色。

2. 维生素 B_1 的鉴别 取本品约 5 mg,加氢氧化钠试液 2.5 ml 溶解后,加铁氰化钾试液 0.5 ml 与正丁醇 5 ml,强力振摇 2 min,放置使分层,上面的醇层显强烈的蓝色荧光;加酸使成酸性,荧光即消失;再加碱使成碱性,荧光又显出。

3. 维生素 C 的鉴别 取本品 0.2 g,加水 10 ml 溶解后,分成二等份,在一份中加硝酸银试液 0.5 ml,即生成银的黑色沉淀;在另一份中,加二氯靛酚钠试液 1~2 滴,试液的颜色即消失。

4. 维生素 E 的鉴别 取本品约 30 mg,加无水乙醇 10 ml 溶解后,加硝酸 2 ml,摇匀,在 75 ℃加热约 15 min,溶液显橙红色。

(二) 维生素类药物的特殊杂质检查

1. 维生素 A 的过氧化值检查 取本品 1.0 g,加冰醋酸-三氯甲烷(6:4)30 ml,振摇使溶解,加碘化钾的饱和溶液 1 ml,振摇 1 min,加水 100 ml 与淀粉指示液 1 ml,用硫代硫酸钠滴定液(0.01 mol/L)滴定至紫蓝色消失,并将滴定的结果用空白试验校正。消耗硫代硫酸钠滴定液(0.01 mol/L)不得过 1.5 ml。

2. 维生素 B_1 的有关物质检查 取本品,精密称定,用流动相溶解并稀释制成每 1 ml 中约含 1 mg 的溶液,作为供试品溶液;精密量取供试品溶液 1 ml,置 100 ml 量瓶中,用流动相稀释至刻度,摇匀,作为对照溶液。照高效液相色谱法(通则 0512)试验,用十八烷基硅烷键合硅胶为填充剂,以甲醇-

乙腈－0.02 mol/L 庚烷磺酸钠溶液(含 1‰三乙胺,用磷酸调节 pH 值至 5.5)(9：9：82)为流动相,检测波长为 254 nm,理论板数按维生素 B_1 峰计算不低于 2 000,维生素 B_1 峰与相邻峰的分离度均应符合要求。精密量取供试品溶液与对照溶液各 20 μl,分别注入液相色谱仪,记录色谱图至主峰保留时间的 3 倍。供试品溶液色谱图中如有杂质峰,各杂质峰面积的和不得大于对照溶液主峰面积的 0.5 倍(0.5%)。

3. **维生素 C 中铜的检查** 取本品 2.0 g 2 份,分别置 25 ml 量瓶中,一份中加 0.1 mol/L 硝酸溶液溶解并稀释至刻度,摇匀,作为供试品溶液(B);另一份中加标准铜溶液(精密称取硫酸铜 393 mg,置 1 000 ml 量瓶中,加水溶解并稀释至刻度,摇匀,精密量取 10 ml,置 100 ml 量瓶中,用水稀释至刻度,摇匀)1.0 ml,加 0.1 mol/L 硝酸溶液溶解并稀释至刻度,摇匀,作为对照溶液(A)。照原子吸收分光光度法(通则 0406),在 324.8 nm 的波长处分别测定,应符合规定。

4. **维生素 E 的杂质检查** 取本品 0.10 g,加无水乙醇 5 ml 溶解后,加二苯胺试液 1 滴,用硫酸铈滴定液(0.01 mol/L)滴定,消耗的硫酸铈滴定液(0.01 mol/L)不得过 1.0 ml。

(三) 维生素类药物的含量测定

1. **维生素 A 的含量测定** 取本品,照维生素 A 测定法(通则 0721)项下紫外-可见分光光度法测定。测定应在半暗室中尽快进行。

(1) 测定法取供试品适量,精密称定,加环己烷溶解并定量稀释制成每 1 ml 中含 9～15 单位的溶液,照紫外-可见分光光度法(通则 0401),测定其吸收峰的波长,并在表 4 - 2 所列各波长处测定吸光度,计算各吸光度与波长 328 nm 处吸光度的比值和波长 328 nm 处的 $(E_{1cm}^{1\%})$ 值。

表 4 - 2 《中国药典》(2020 年版)规定的各波长处吸光度值

波长(nm)	吸光度比值	波长(nm)	吸光度比值
300	0.555	340	0.811
316	0.907	360	0.299
328	1.000		

如果吸收峰波长在 326～329 nm 之间,且所测得各波长吸光度比值不超过表中规定的 ± 0.02,可用下式计算含量:

$$E_{1\,cm}^{1\%}(328\,nm) = \frac{A_{328}}{C \times L} = \frac{A_{328}}{\dfrac{W_{内容物}}{V} \times 100 \times 1} \qquad (公式\ 4-6)$$

每 1 g 供试品中含有的维生素 A 的单位 $= (E_{1\,cm}^{1\%})_{(328\,nm)} \times 1\,900$。

$$标示量\% = \frac{每\ 1\ g\ 内容物含维生素\ A\ 的单位数 \times 平均装量}{标示量} \times 100\%$$

$$(公式\ 4-7)$$

如果吸收波长在 326～329 nm 之间,但所测得的各波长吸光度比值超过表中规定值的 ± 0.02,应按下式求出校正后的吸光度,然后再计算含量:

$$A_{328}(校正) = 3.52(2A_{328} - A_{316} - A_{340}) \qquad (公式\ 4-8)$$

如果在 328 nm 处的校正吸光度与未校正吸光度相差不超过 $\pm 3.0\%$,则不用校正,仍以未经校正的吸光度计算含量。

如果校正吸光度与未校正吸光度相差在 -15%～-3% 之间,则以校正吸光度计算含量。

$$E_{1\,cm}^{1\%}(328\,nm) = \frac{A_{328(校正)}}{C \times L} = \frac{A_{328(校正)}}{\dfrac{W_{内容物}}{V} \times 100 \times 1} \qquad (公式\ 4-9)$$

如果校正吸光度超出未校正吸光度 -15%～-3% 的范围或者超出 3.0% 范围,或者吸收峰波长不在 326～329 nm 之间,则供试品须经皂化提取,除去干扰后测定。

2. 维生素 B₁ 的含量测定　取本品约 0.12 g,精密称定,加冰醋酸 20 ml 微热使溶解,放冷,加醋酐 30 ml,照电位滴定法(通则 0701),用高氯酸滴定液(0.1 mol/L)滴定,并将滴定的结果用空白试验校正。每 1 ml 高氯酸滴定液(0.1 mol/L)相当于 16.86 mg 的 $C_{12}H_{17}ClN_4OS \cdot HCl$。

3. 维生素 C 的含量测定　取本品约 0.2 g,精密称定,加新沸过的冷水 100 ml 与稀醋酸 10 ml 使溶解,加淀粉指示液 1 ml,立即用碘滴定液

(0.05 mol/L)滴定至溶液显蓝色并在 30 s 内不褪。每 1 ml 碘滴定液 (0.05 mol/L)相当于 8.806 mg 的 $C_6H_8O_6$。

4. 维生素 E 的含量测定 照气相色谱法(通则 0521)测定。

(1) 色谱条件:用硅酮(OV-17)为固定液,涂布浓度为 2% 的填充柱,或用 100% 二甲基聚硅氧烷为固定液的毛细管柱;柱温为 265 ℃;进样体积 1~ 3 μl。

(2) 系统适用性溶液与系统适用性要求:系统适用性溶液色谱图中,理论板数按维生素 E 峰计算不低于 500(填充柱)或 5000(毛细管柱),维生素 E 峰与正三十二烷峰之间的分离度应符合规定。

(3) 内标溶液:取正三十二烷适量,加正己烷溶解并稀释成每 1 ml 中含 1.0 mg 的溶液。供试品溶液:取本品约 20 mg,精密称定,置棕色具塞锥形瓶中,精密加内标溶液 10 ml,密塞,振摇使溶解。对照品溶液:取维生素 E 对照品约 20 mg,精密称定,置棕色具塞锥形瓶中,精密加内标溶液 10 ml,密塞,振摇使溶解。

(4) 测定法:精密量取供试品溶液与对照品溶液,分别注入气相色谱仪,记录色谱图。按内标法以峰面积计算。

五、注意事项

(1) 维生素 A 含量测定应在半暗室中尽快进行。维生素 A 含量测定应在半暗室中及避免氧化的情况下进行。

(2) 紫外-可见分光光度法测定维生素 A 含量前,应对仪器波长进行校正。测定时,每更换一次测定波长,均需进行调零。

(3) 若维生素 A 对照品中含有维生素 A 醋酸酯顺式异构体,则可直接以对照品溶液作为系统适用性溶液,不必再做破坏性实验。

(4) 在酸性介质中,维生素 C 受空气中 O_2 的氧化速度稍慢,较为稳定,但样品溶于稀醋酸后,仍需立即进行滴定。

(5) 在有水或潮湿的情况下,维生素 C 易分解。

六、思考题

(1) 维生素 B_1 的含量测定为什么采用电位法指示终点?

(2) 直接碘量法测定维生素 C 含量的原理?

(3) 应如何干燥维生素 C 样品?

(4) 为何要用新煮沸放冷的蒸馏水溶解样品?

(5) 滴定维生素 C 时为什么要加稀 HAc?

(6) 采用内标法进行含量测定具有什么优点?

| 实验五十二 | 复方炔诺酮膜的质量分析

一、实验目的

(1) 掌握炔诺酮及炔雌醇原料药及复方制剂的质量分析。

(2) 熟悉复方炔诺孕酮膜的杂质检查方法。

二、实验原理/方法

复方炔诺酮膜的制法为取炔诺酮 600 mg 与炔雌醇 35 mg,将药物分散于适宜的溶剂中,均匀地涂布于可溶胀的纸上,制成 1 000 格,干燥,即得。本品为能在水中溶胀的涂膜。含炔诺酮($C_{20}H_{26}O_2$)与炔雌醇($C_{20}H_{24}O_2$)均应为标示量的 90.0%～110.0%。炔诺酮和炔雌醇的分子结构式如下。

炔诺酮($C_{20}H_{26}O_2$,分子量 298.43)   炔雌醇($C_{20}H_{24}O_2$,分子量 296.41)

1. 复方炔诺酮膜的鉴别试验

（1）本品含有的炔诺酮与炔雌醇均具有乙炔基,可与硝酸银反应产生白色沉淀,该反应可用于本品的鉴别。

（2）在含量测定项下记录的色谱图中,供试品溶液两主峰的保留时间应与对照品溶液相应两主峰的保留时间一致。

2. 复方炔诺酮膜的检查

基于复方炔诺酮膜的特点,可选用高效液相色谱法进行含量均匀度的检查。

3. 复方炔诺酮膜的含量测定

基于复方制剂中所含炔诺酮和炔雌醇的化学结构与理化性质,选用高效液相色谱法进行两种组分的同时定量。

三、仪器与试药

1. **仪器** 高效液相色谱仪,超声震荡仪,分析天平。

2. **试药** 复方炔诺酮膜,炔诺酮对照品,炔雌醇对照品,硝酸银试液,无水乙醇,乙腈,纯水。

四、实验步骤

1. 鉴别

（1）取本品 15 格(约相当于炔诺酮 10 mg),加乙醇 2 ml 溶解后,离心,取上清液,加硝酸银试液 5～6 滴,即生成白色沉淀。

（2）在含量测定项下记录的色谱图中,供试品溶液两主峰的保留时间应与对照品溶液相应两主峰的保留时间一致。

2. **检查** 含量均匀度:取本品 1 格,置 50 ml 量瓶中,加无水乙醇适量,用玻璃棒捣碎,置热水浴中加热 30 min,并不时振摇使炔诺酮与炔雌醇溶解,取出,放冷,用无水乙醇稀释至刻度,摇匀,滤过,取续滤液,作为供试品溶液;另取炔诺酮对照品与炔雌醇对照品各适量,精密称定,加无水乙醇溶解并定量稀释制成每 1 ml 中约含炔诺酮 12 μg 与炔雌醇 0.7 μg 的溶液,作为对照品溶液。照含量测定项下的方法测定含量,应符合规定(通则 0941)。

3. **含量测定** 照高效液相色谱法(通则 0512)测定。

（1）色谱条件与系统适用性试验：用十八烷基硅烷键合硅胶为填充剂；以乙腈-水（45∶55）为流动相；检测波长为 200 nm。进样体积 50 μl 理论板数按炔诺酮峰计算不低于 3 000，炔诺酮峰与炔雌醇峰之间的分离度应符合要求。

（2）测定法：取本品 10 格，剪碎，置 100 ml 量瓶中，加无水乙醇适量，置热水浴中加热 30 min，并不时振摇使炔诺酮与炔雌醇溶解，放冷，用无水乙醇稀释至刻度，摇匀，滤过，取续滤液，作为供试品溶液。取炔诺酮对照品与炔雌醇对照品各适量，精密称定，加无水乙醇溶解并定量稀释制成每 1 ml 中约含炔诺酮 60 μg 与炔雌醇 3.5 μg 的溶液作为对照品溶液。各精密量取供试品溶液和对照品溶液 50 μl 注入液相色谱仪，记录色谱图，按外标法以峰面积分别计算两种组分的含量。

五、注意事项

（1）含量均匀度测定时，膜剂需用玻棒捣碎并置热水浴中加热 30 min 以使药物完全溶解。

（2）色谱进样体积为 50 μl。

六、思考题

（1）复方制剂中不同组分如何选择化学鉴别试验？

（2）低波长（200 nm）紫外检测时流动相组分应如何选择？

实验五十三 | 芦丁原料及片剂的质量分析

一、实验目的

（1）掌握槐米中提取的总黄酮及芦丁的比色法和 HPLC 测定方法。

（2）熟悉中药材提取物的质量控制研究。

二、实验原理/方法

　　槐米为豆科植物槐（*Sophora japonica* L.）的干燥花及花蕾。夏季花开放或花蕾形成时采收，及时干燥，除去枝、梗及杂质。前者习称"槐花"，后者习称"槐米"。

　　槐米药材的主要成分是黄酮类化合物，其中芦丁的含量最高（可达12%～16%），是提取芦丁的最佳原料。芦丁分子中含有较多的酚羟基，显弱酸性，可溶于碱，加酸酸化后又可析出。一般槐米中芦丁的提取即利用此性质，采用酸沉法提取，并用芦丁对冷、热水的溶解度相差悬殊的特性进行精制。精制出的芦丁同时会含有少量的其他黄酮类化合物。因此，本实验选用比色法测定总黄酮的含量，以 HPLC 法测定芦丁的含量。

　　芦丁为黄色或黄绿色粉末，或极细微针状结晶；无臭，无味。芦丁在沸乙醇中略溶，在沸水中微溶，在冷水中极微溶解，在氯仿和乙醚中不溶。紫外最大吸收波长为 259 nm 及 362.5 nm。其分子结构式如下。

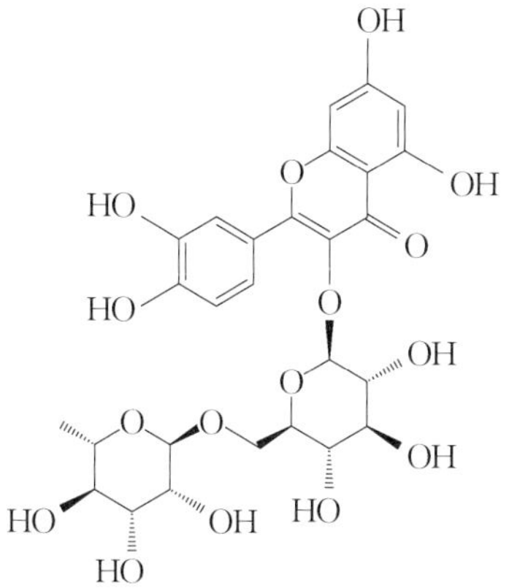

芦丁（$C_{27}H_{30}O_{16}$，分子量 610.51）

　　黄酮类化合物可在 $NaNO_2$ 及 NaOH 存在的情况下与铝盐发生配位反应，定量生成红色的配位化合物，最大吸收波长红移至 500 nm。可采用比色法测定槐米药材中总黄酮的含量。

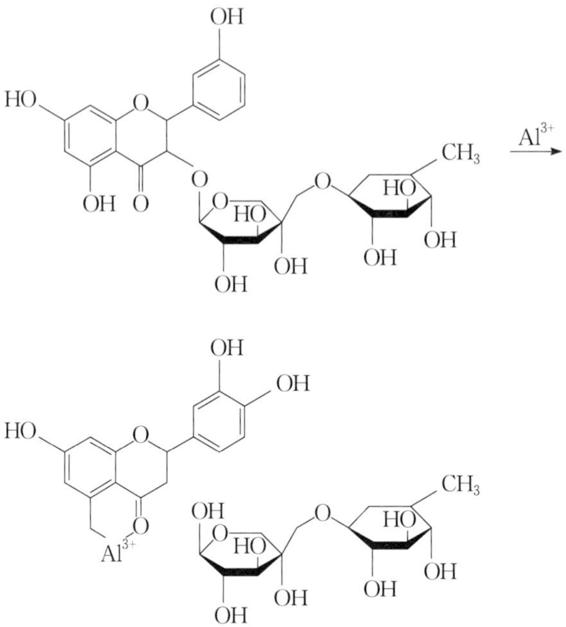

三、仪器与试药

1. **仪器**   紫外-可见分光光度计,高效液相色谱仪,红外分光光度计。

2. **试剂**   芦丁对照品,5％亚硝酸钠试液,10％硝酸铝试液,氢氧化钠试液,醋酸,甲醇。

四、实验步骤

1. **总黄酮的鉴别**

(1) 取本品约 20 mg,加水 20 ml 和三氯化铝少量,溶液显亮黄色。

(2) 取本品,加水制成每 1 ml 中含 20 μg 的溶液,照紫外-可见分光光度法(通则 0401)测定,在 259 nm 与 363 nm 的波长处有最大吸收,在 283 nm 的波长处有最小吸收。

(3) 在含量测定项下记录的色谱图中,供试品溶液主峰的保留时间应与对照品溶液主峰的保留时间一致。

　　2. 总黄酮的含量测定（$NaNO_2$ - Al^{3+} - NaOH 法）

　　（1）芦丁对照品溶液的制备：取芦丁对照品 50 mg，精密称定，置于 50 ml 量瓶中，加甲醇适量置水浴上微热使溶解，放冷，加甲醇至刻度，摇匀。精密量取 5.0 ml，置 50 ml 量瓶中，加水至刻度，摇匀，即得浓度为 0.1 mg/ml 的芦丁对照品溶液。

　　（2）标准曲线的绘制：精密量取对照品溶液 2 ml、4 ml、6 ml、8 ml 及 10 ml 分别置于 25 ml 量瓶中，精密加入 5% 亚硝酸钠溶液 1.0 ml，摇匀，放置 6 min，加 10% 硝酸铝溶液 1.0 ml，摇匀，放置 6 min，再加氢氧化钠试液 10.0 ml，加水稀释至刻度，摇匀，放置 15 min，以相应的试剂为空白，照紫外-可见分光光度法（通则 0401），在 500 nm 波长处测定各溶液的吸光度，以浓度为横坐标，吸光度为纵坐标，绘制标准曲线。

　　（3）测定法：取纯化后的提取物 100 mg，精密称定，置 100 ml 量瓶中，加甲醇适量置水浴上微热使溶解，放冷，加甲醇至刻度，摇匀。精密量取 5.0 ml，置于 50 ml 量瓶中，加水至刻度，摇匀，即得浓度为 0.1 mg/ml 的供试品溶液。精密量取 6 ml，置 25 ml 量瓶中，照标准曲线制备项下的方法，自"精密加入 5% 亚硝酸钠溶液 1.0 ml"起，依法测定吸光度，利用标准曲线法计算总黄酮的浓度。

　　3. 芦丁的鉴别

　　（1）取本品的细粉少许，加氢氧化钠试液 5 ml，溶液显橘黄色。

　　（2）取本品的细粉少许，加乙醇 15 ml，微热使芦丁溶解，溶液分成 2 份，一份中加盐酸 1 ml 与金属镁或金属锌数小粒，渐显红色（放置一段时间观察）；另一份中加三氯化铁试液 1 滴，显棕绿色。

　　4. 芦丁的含量测定　照高效液相色谱法（通则 0512）测定。

　　（1）色谱条件与系统适用性试验：用十八烷基硅烷键合硅胶为填充剂；以甲醇-1% 醋酸水溶液（45∶55）为流动相；检测波长为 257 nm。理论板数按芦丁峰计算不低于 3 000，芦丁峰与各组分峰之间的分离度应符合要求。

　　（2）测定法：各精密量取比色法中配制的供试品溶液和对照品溶液（24 μg/ml）20 μl 注入液相色谱仪，记录色谱图，按外标法以峰面积计算芦丁的含量。

5. 芦丁片的质量分析

(1) 含量均匀度的测定：取本品 1 片，研细，完全转移入 100 ml 量瓶中，加 60% 乙醇溶液适量 75 ℃水浴加热 5 min，放冷，60% 乙醇溶液定容至刻度。过滤，精密移取续滤液 1.0 ml 置 20 ml 量瓶中，加入 0.02 mol/L 醋酸溶液 1 ml，60% 乙醇溶液定容至刻度，作为供试品溶液。照含量测定项下的方法测定含量，应符合规定（通则 0941）。

(2) 含量测定：照紫外-可见分光光度法（通则 0401）测定。

取本品 20 片，研细，精密称取片粉适量（约相当于芦丁 20 mg），置 100 ml 量瓶中，加 60% 乙醇溶液适量，75 ℃水浴加热 5 min，放冷，60% 乙醇溶液定容至刻度。过滤，精密移取续滤液 1.0 ml 置 20 ml 量瓶中，加入 0.02 mol/L 醋酸溶液 1 ml，60% 乙醇溶液定容至刻度，作为供试品溶液。另取芦丁对照品 20 mg，精密称定，置 100 ml 量瓶中加 60% 乙醇水溶液适量，75 ℃水浴加热 5 min，放冷，60% 乙醇溶液定容至刻度。精密移取 5.0 ml 置 100 ml 量瓶中，加入 0.02 mol/L 醋酸溶液 1 ml，60% 乙醇溶液定容至刻度，作为对照品溶液。取供试品溶液与对照品溶液，在 360 nm 的波长处分别测定吸光度，根据每片的平均片重计算含量。计算出供试量中无水芦丁的含量与 1.089 相乘，即得供试品中含有 $C_{27}H_{30}O_{16} \cdot 3H_2O$ 的量。

五、注意事项

(1) 比色测定时需同时进行空白试验。

(2) 比色法中显色反应及条件对形成的稳定配位化合物有一定影响。因此，实验中需要遵守平行操作原则。

六、思考题

(1) 比色法和 HPLC 法测定槐米的提取物有何不同？

(2) 如果要评价不同来源槐米的质量，推荐采用什么方法？

实验五十四｜重组人生长激素及其注射剂的质量分析

一、实验目的

(1) 掌握重组人生长激素及其注射剂的鉴别和含量测定的方法和操作。

(2) 熟悉重组人生长激素及其注射剂质量分析的方法和操作。

(3) 了解重组技术的原理和应用。

二、实验原理/方法

重组多肽和重组蛋白质药物是指利用 DNA 重组技术，将重组对象的基因插入载体，体外拼接后转入新的宿主细胞，构建成工程菌(或细胞)，实现遗传物质的重新组合，并使目的基因在工程菌内进行复制和表达，最后将表达的目的产物纯化并制成制剂，得到重组多肽、蛋白质类的药物。

重组人生长激素系由含有可高效表达人生长激素基因的工程化细胞，经过发酵、分离和高度纯化后获得的人生长激素冻干制成。重组人生长激素是重组技术生产的由 191 个氨基酸残基组成的蛋白质，可加适量赋形剂或稳定剂，不含抗生素和抑菌剂。重组人生长激素为白色冻干粉末，注射用重组人生长激素为重组人生长激素的无菌冻干品。每 1 mg 蛋白中含重组人生长激素($C_{990}H_{1528}N_{262}O_{300}S_7$)的量不少于 0.91 mg(每 1 mg 无水重组人生长激素相当于 3.0 单位)。注射用重组人生长激素含重组人生长激素应为标示量的 90%～110.0%。以下为生长激素的肽序列：

FPTIPLSRLF	DNAMLRAHRL	HQLAFDTYQE
FEEAYIPKEQ	KYSFLQNPQT	SLCFSESIPT
PSNREETQQK	SNLELLRISL	LLIQSWLEPV
QFLRSVFANS	LVYGASDSNV	YDLLKDLEEG
IQTLMGRLED	GSPRTGQIFK	QTYSKFDTNS
HNDDALLKNY	GLLYCFRKDM	DKVETFLRIV
QCRSVEGSCG	F	

生长激素($C_{990}H_{1528}N_{262}O_{300}S_7$，分子量 22 125)

(一) 重组人生长激素的鉴别

1. 反相色谱法 在相同色谱条件下分离分析,记录重组人生长激素供试品溶液主峰的保留时间与对照品溶液主峰的保留时间,考察是否一致。

2. 肽图分析 重组人生长激素供试品和对照品分别用胰蛋白酶水解后,在一定的色谱条件下,注入高效液相色谱仪进行色谱分离,用紫外吸收检测器,于波长214 nm处检测,记录重组人生长激素供试品溶液与对照品溶液的肽图谱是否一致。

3. 高分子蛋白保留时间 通过高效液相色谱法分离分析,记录重组人生长激素供试品溶液主峰的保留时间与对照品溶液主峰的保留时间,判断其是否一致。

4. 等电聚焦 等电聚焦(isoelectric focusing,IEF)电泳法是两性电解质在电泳场中形成一个pH梯度,由于蛋白质为两性化合物,其所带的电荷与介质的pH值有关,带电的蛋白质在电泳中向极性相反的方向迁移,当到达其等电点(此处的pH值使相应的蛋白质不再带电荷)时,电流达到最小,不再移动,从而达到检测蛋白质和多肽类供试品等电点的电泳方法。

重组人生长激素属于蛋白质,为两性化合物,可用等电聚焦电泳法检测重组人生长激素供试品溶液主带与对照品溶液主带位置是否一致,以此鉴别。

5. N-末端氨基酸序列 采用氨基酸序列分析仪或其他适宜的方法测定N-末端氨基酸序列为Phe - Pro - Thr - Ile - Pro - Leu - Ser - Arg - Leu - Phe - Asp - Asn - Ala - Met - Leu进行鉴别,以确定未发生蛋白降解。

(二) 重组人生长激素的检查

1. 相关蛋白质 采用高效液相色谱仪进行色谱分离后,用峰面积归一化法计算总相关蛋白质不超过规定限量。

2. 高分子蛋白质 采用高效液相色谱仪进行色谱分离后,按面积归一化法计算,保留时间小于主峰的所有峰面积之和不得大于所有峰面积的百分比,控制高分子蛋白限量(4.0%)。

3. 宿主菌DNA残留量 采用DNA探针杂交法、荧光染色法和荧光定量 PCR 法测定宿主菌 DNA 残留量,以判断其是否超过限量(每 1 mg 人生长激素中含宿主菌 DNA 残留量不得过 1.5 ng)。

4. **宿主菌蛋白质残留量**　参照《中国药典》2020 年版通则 3407,采用酶联免疫吸附法测定宿主菌的蛋白质残留量(通则 3412、3413 或 3414),每 1 mg 人生长激素中宿主菌体蛋白质残留量不得过 10 ng。

5. **残余抗生素活性**　如在生产(如种子液制备)中使用抗生素,依据在琼脂培养基内抗生素对微生物的抑制作用,比较对照品与供试品对接种的试验菌产生的抑菌圈大小,检查供试品中氨苄西林或四环素残留量。

依法检查(通则 3408),或按照经验证并批准的方法检查,不应有残余氨苄西林或其他抗生素活性。

6. **细菌内毒素检查**　利用鲎试剂来检测或量化由革兰阴性菌产生的细菌内毒素,以判断供试品中细菌内毒素的限量。依法检查(通则 1143),每 1 mg 人生长激素中含细菌内毒素的量应小于 5.0 EU。

(三) 重组人生长激素的生物学活性和含量测定方法

1. **生物学活性**　通过比较生长激素标准品(S)与供试品(T)对幼龄去垂体大鼠体重增加的程度,以测定供试品效价。

2. **含量测定**　采用分子排阻色谱法进行重组人生长激素及其注射液的含量测定。

三、仪器与试药

1. **仪器**　高效液相色谱仪、紫外-可见分光光度仪、天平、恒压或恒流电源、带有冷却装置的垂直板电泳槽和制胶模具;滴管、滤纸、量筒、烧杯、移液管、量瓶、超净工作台;硅烷键合硅胶为填充剂的色谱柱、亲水改性硅胶为填充剂的色谱柱。

2. **试药**　重组人生长激素供试品、重组人生长激素对照品、注射用重组人生长激素供试品、注射用重组人生长激素对照品。

0.05 mol/L 三羟甲基氨基甲烷缓冲液、1 mol/L 盐酸溶液、胰蛋白酶溶液、0.1% 三氟醋酸、乙腈、甲基红试液、磷酸、氢氧化钠、磷酸二氢钾缓冲液

(pH=7.0)、正丙醇、异丙醇、0.063 mol/L 磷酸盐缓冲液(pH=7.0)、0.025 mol/L 磷酸盐缓冲液(pH=7.0)、去离子水等。等电聚焦试验试剂：丙烯酰胺、亚甲基双丙烯酰胺、过硫酸铵、甘油、两性电解质、三氯乙酸、磺基水杨酸、乙醇、冰醋酸、考马斯亮蓝 G250。

四、实验步骤

(一) 重组人生长激素的鉴别

1. **反相色谱法** 取本品适量,加 0.05 mol/L 三羟甲基氨基甲烷缓冲液(Tris 缓冲液,用 1 mol/L 盐酸溶液调节 pH 值至 7.5)溶解并制成每 1 ml 中含重组人生长激素 2 mg 的溶液,作为供试品溶液;另取重组人生长激素对照品适量,同法制备,作为对照品溶液。照相关蛋白质检查项下的色谱条件试验,供试溶液主峰的保留时间应与对照品溶液主峰的保留时间一致。

2. **肽图分析** 依据高效液相色谱法检查(通则 0512)。

(1) 色谱条件:用辛基硅烷键合硅胶为填充剂(5～10 μm);以 0.1％三氟乙酸溶液为流动相 A,以含 0.1％三氟乙酸的 90％乙腈溶液为流动相 B;流速为每分钟 1.0 ml;柱温 35 ℃;检测波长为 214 nm。按表 4-3 进行梯度洗脱。

表 4-3 生长激素肽图分析的梯度洗脱流动相比例随时间变化

时间(min)	流动相 A(％)	流动相 B(％)
0	100	0
20	80	20
45	75	25
70	50	50
75	20	80

(2) 溶液配制:取人生长激素对照品,加 0.05 mol/L 三羟甲基氨基甲烷缓冲液(用 1 mol/L 盐酸溶液调节 pH 值至 7.5)溶解并制成每 1 ml 中含人生长激素 2 mg 的溶液。取此液 300 μl、胰蛋白酶溶液[取经甲苯磺酰苯丙氨

酰氯甲酮（TPCK）处理的胰蛋白酶适量，加 0.05 mol/L 三羟甲基氨基甲烷缓冲液溶解并制成每 1 ml 含 2 mg 的溶液]20 μl 与 0.05 mol/L 三羟甲基氨基甲烷缓冲液 300 μl 混匀，置 37 ℃ 水浴 4 h，立即置 －20 ℃ 终止反应，作为对照品溶液；取人生长激素原液，按对照品溶液的方法制备，作为供试品溶液；另取不加胰蛋白酶溶液的供试品溶液作为空白溶液。

（3）测定法：取空白溶液、对照品溶液和供试品溶液各 100 μl，分别注入液相色谱仪，记录色谱图。排除空白溶液色谱峰后，供试品溶液肽图应与对照品溶液一致。

3. 高分子蛋白保留时间 采用与含量测定相同的方法检测，记录重组人生长激素供试品溶液主峰的保留时间与对照品溶液主峰的保留时间是否一致。

4. 等电聚焦 需配制供试品溶液和对照品溶液进行重组人生长激素鉴别。取人生长激素原液，用水稀释成每 1 ml 含人生长激素 1 mg 的溶液，取此溶液 90 μl，加两性电解质 10 μl 和甲基红试液 2 μl，混匀得供试品溶液；另取人生长激素对照品，同法制备，作为对照品溶液。取供试品溶液和对照品溶液各 10 μl 加至上样孔，依法测定（通则 0541 第六法），供试品溶液主区带应与对照品溶液一致。按以下方法测定。

（1）制胶：装好垂直平板电泳槽，压水，于玻璃板和玻璃纸之间加入 60% 甘油 1 ml。取水 12 ml、甘油 2 ml、A 液 4.0 ml、两性电解质（pH 值为 3～10）溶液（或其他两性电解质）1.0 ml，混匀，脱气，再加 B 液 72 μl，N，N，N′，N′-四甲基乙二胺 3 μl，混匀后注入槽内聚合，插入样品梳，注意避免气泡出现。

（2）电泳：待胶溶液聚合后小心拔出样品梳，将电极缓冲液注满电泳槽前后槽，加入供试品溶液与标准品溶液，于 10 ℃、500 V（约 10 mA），上限电压 2000 V 条件下，电泳约 30 min 至 3.5 h。

（3）固定与染色：电泳结束后，即将凝胶放入固定液中固定 20 min 以上；取出，放入平衡液中 20～30 min；再放入染色液中 40～60 min，然后用脱色液浸洗至背景无色，取出放入保存液中 30 min；亦可做成干胶保存。

5. N-末端氨基酸序列 采用氨基酸序列分析仪或其他适宜的方法测定。N 端序列应为：Phe - Pro - Thr - Ile - Pro - Leu - Ser - Arg - Leu -

Phe‐Asp‐Asn‐Ala‐Met‐Leu。

(二) 重组人生长激素的检查

1. **相关蛋白质** 色谱条件与系统适用性试验：用丁基硅烷键合硅胶为填充剂(5～10 μm)；以 0.05 mol/L 三羟甲基氨基甲烷缓冲液(用 1 mol/L 盐酸溶液调节 pH 值至 7.5)-正丙醇(71∶29)为流动相，调节流动相中正丙醇比例使人生长激素主峰保留时间为 30～36 min；流速为每分钟 0.5 ml；柱温 45 ℃；检测波长为 220 nm。取人生长激素对照品，加 0.05 mol/L 三羟甲基氨基甲烷缓冲液溶解并制成每 1 ml 中含 2 mg 的溶液，过滤除菌，室温放置 24 h，作为系统适用性溶液。取系统适用性溶液 20 μl，注入液相色谱仪，人生长激素主峰与脱氨的人生长激素峰之间的分离度应不小于 1.0，人生长激素主峰的拖尾因子应为 0.9～1.8。

测定法：取人生长激素原液适量，加 0.05 mol/L 三羟甲基氨基甲烷缓冲液制成每 1 ml 中含人生长激素 2 mg 的溶液，作为供试品溶液。取供试品溶液 20 μl，注入液相色谱仪，记录色谱图，按峰面积归一化法计算，总相关蛋白质不得大于 6.0%。

2. **高分子蛋白质** 按含量测定的方法(高效液相色谱法)进行分析，除去保留时间大于人生长激素主峰的其他峰面积，按峰面积归一化法计算，保留时间小于人生长激素主峰的所有峰面积之和不得大于 4.0%。

3. **宿主菌 DNA 残留量** 依法测定(通则 3407)或采用经验证并批准的其他适宜方法，每 1 mg 人生长激素中含宿主菌 DNA 残留量不得过 1.5 ng。

4. **宿主菌蛋白质残留量** 依法检查(通则 3412、3413 或 3414)或采用经验证并批准的其他适宜方法，每 1 mg 人生长激素中宿主菌体蛋白质残留量不得过 10 ng。

5. **残余抗生素活性** 如在生产(如种子液制备)中使用抗生素，应依法检查(通则 3408)，或按照经验证并批准的方法检查，不应有残余氨苄西林或其他抗生素活性。

6. **细菌内毒素检查** 依法检查(通则 1143)，每 1 mg 人生长激素中含细菌内毒素的量应小于 5.0 EU。

7. **生物学活性** 依法测定(通则 1219)，每 1 mg 人生长激素的活性不得少于 2.5 单位。

(三) 重组人生长激素的含量测定

1. **色谱条件与系统适用性试验** 依据高效液相色谱法测定(通则 0514),以适合分离相对分子质量为 5 000～60 000 球状蛋白的亲水改性硅胶为填充剂;以异丙醇- 0. 063 mol/L 磷酸盐缓冲液(取无水磷酸氢二钠 5.18 g、磷酸二氢钠 3.65 g,加水 950 ml,用磷酸或氢氧化钠试液调节 pH 值至 7.0,用水制成 1 000 ml)(3∶97)为流动相;流速为每分钟 0.6 ml;检测波长为 214 nm。取人生长激素单体与二聚体混合物对照品,加 0.025 mol/L 磷酸盐缓冲液(pH=7.0)[取 0.063 mol/L 磷酸盐缓冲液(1→2.5)]制成每 1 ml 中约含 1.0 mg 的溶液,取 20 μl 注入液相色谱仪,人生长激素单体峰与二聚体峰之间的分离度应符合要求。

2. **测定法** 取人生长激素原液适量,加 0.025 mol/L 磷酸盐缓冲液 (pH=7.0)制成每 1 ml 中约含人生长激素 1.0 mg 的溶液,作为供试品溶液,精密量取供试品溶液 20 μl 注入液相色谱仪,记录色谱图;另取人生长激素对照品,同法测定。按外标法以峰面积计算,即得。

每 1 mg 人生长激素的活性不得少于 2.5 单位。

(四) 重组人生长激素注射液的质量分析

1. **性状** 本品为白色冻干粉末。

2. **鉴别**

(1) 反相色谱法:参照重组人生长激素相关蛋白质检查方法进行,供试品溶液主峰的保留时间应与对照品溶液主峰的保留时间一致。

(2) 等电聚焦:参照重组人生长激素的鉴别方法,供试品溶液主区带位置应与对照品溶液主区带位置一致。

3. **检查**

(1) pH 值(通则 0631):

1) 溶液配制:取本品,每瓶按说明书标示量加适量注射用水或附带溶剂溶解。

2) 标准缓冲液配制:精密称取在(115±5)℃干燥 2～3 h 的邻苯二甲酸

氢钾10.21g,加水使溶解并稀释至1000ml,即得邻苯二甲酸盐标准缓冲液。精密称取在(115±5)℃干燥2～3h的无水磷酸氢二钠3.55g与磷酸二氢钾3.40g,加水使溶解并稀释至1000ml,即得磷酸盐标准缓冲液。

　　3)测定法:首先采用两种标准缓冲液校正pH计,然后应用纯化水充分洗涤电极,将水吸尽,或者用供试品溶液洗涤后测定。pH值应为6.5～8.5。

　　(2)溶液的澄清度与颜色:取本品,用水溶解并稀释制成每1ml中含人生长激素1.6mg的溶液,依法检查(通则0901第一法与通则0902第一法),溶液应澄清无色;如显浑浊,与2号浊度标准液比较,不得更浓。

　　(3)相关蛋白质:参照重组人生长激素相关蛋白质检查方法进行,相关蛋白质不得大于12.0%。

　　(4)高分子蛋白质:参照重组人生长激素含量测定方法进行,除去保留时间大于主峰的其他峰面积,按峰面积归一化法计算,保留时间小于人生长激素主峰的所有峰面积之和不得大于6.0%。

　　(5)水分:取本品,照水分测定法(通则0832第一法,库仑滴定法)或经批准的其他方法,含水分不得过3.0%。

　　(6)可见异物:取本品,每瓶按说明书标示量加适量注射用水或附带溶剂溶解,依法检查(通则0904第一法),不得检出金属屑、玻璃屑或最大粒径超过2mm纤毛和块状物等明显外来的可见异物。

　　(7)异常毒性检查:取本品,加氯化钠注射液制成每1ml中含人生长激素1.6mg的溶液,依法检查(通则1141小鼠实验法),按腹腔注射给药,应符合规定。

　　(8)无菌检查:取本品,依法检查(通则1101薄膜过滤法),应符合规定。

　　(9)细菌内毒素检查:取本品,依法检查(通则1143),每1mg人生长激素中含细菌内毒素的量应小于5.0EU。

　　(10)装量差异:依法检查(通则0102),应符合规定。

　　(11)不溶性微粒:取本品,依法检查(通则0903),每份容器中含10μm及10μm以上的微粒数不得过6000粒;含25μm及25μm以上的微粒数不得过600粒。

　　4. 含量　取本品5瓶,分别加0.025mol/L磷酸盐缓冲液(pH=7.0)适量,使内容物溶解,5瓶全量混合,摇匀并定量稀释制成每1ml中约

1.0 mg 的溶液,作为供试品溶液。按重组人生长激素含量测定方法进行,含人生长激素($C_{990}H_{1528}N_{262}O_{300}S_7$)应为标示量的 90.0%~110.0%。

五、注意事项

(1)鉴别实验中胰蛋白酶的活化应在 37 ℃ 水浴中进行,控制活化温度和时间。

(2)重组人生长激素是一种不稳定得蛋白药物,暴露在生理环境中或与有机溶剂接触易发生聚集,形成可溶性和不溶性的蛋白聚集体。一些物理因素如剧烈搅拌、冷冻干燥和射线照射等也都会加速重组人生长激素聚集。温度和 pH 值是影响重组人生长激素稳定性的最重要的因素。因此,在实验操作过程中注意避免上述影响因素对试验结果的影响。

六、思考题

(1)重组人生长激素的鉴别、检查和含量测定方法为何采用不同的检测波长?

(2)注射用重组人生长激素的检查项目为何与重组人生长激素不同?

(3)检查项中,总蛋白的含量计算公式分母中的 0.82 是怎么计算得到的?

实验五十五 ｜ 人干扰素 γ 及其注射剂的质量分析

一、实验目的

(1)了解人干扰素 γ 的结构和性质特点。

(2)熟悉人干扰素 γ、注射用人干扰素 γ 鉴别、检查及其含量测定的原理。

(3)掌握人干扰素 γ、注射用人干扰素 γ 的质量分析操作方法。

二、实验原理/方法

本品由高效表达人干扰素 γ 基因的大肠埃希菌,经发酵、分离和高度纯化后获得。注射用人干扰素 γ 由加入适宜稳定剂的人干扰素 γ 冻干制成,不含抑菌剂和抗生素。以下为生长激素的肽序列:

MQDPYVKEAE	NLKKYFNAGH	SDVADNGTLF	LGILKNWKEE
SDRKIMQSQI	VSFYFKLFKN	FKDDQSIQKS	VETIKEDMNV
KFFNSNKKKR	DDFEKLTNYS	VTDLNVQRKA	IHELIQVMAE
LSPAAKTGKR	KRSQMLFRGR	RASQ	

$C_{751}H_{1196}O_{222}N_{212}S_5$ Mr 16907.14 Da

$C_{746}H_{1187}O_{221}N_{211}S_4$ Mr 16775.95 Da(无 Met)

1. 生物学活性

(1) 第一法细胞病变抑制法。依据干扰素可以保护人羊膜细胞(WISH)免受水泡性口炎病毒(VSV)破坏的作用,用结晶紫对存活的 WISH 细胞染色,在波长 570 nm 处测定其吸光度,可得到干扰素对 WISH 细胞的保护效应曲线,以此测定干扰素生物学活性。

(2) 第二法报告基因法(适用于 Ⅰ 型干扰素)。将含有干扰素刺激反应元件和荧光素酶基因的质粒转染到 HEK293 细胞中,构建细胞系 HEK293puro ISRE-Luc,作为生物学活性测定细胞,当 Ⅰ 型干扰素与细胞膜上的受体结合后,通过信号转导,激活干扰素刺激反应元件,启动荧光素酶的表达,表达量与干扰素的生物学活性成正相关,加入细胞裂解液和荧光素酶底物后,测定其发光强度,以此测定 Ⅰ 型干扰素生物学活性。

2. 蛋白质含量

蛋白质含量测定可采用福林酚法(Lowry 法),依据蛋白质分子中含有的肽键在碱性溶液中与 Cu^{2+} 螯合形成蛋白质-铜复合物。此复合物使酚试剂的磷钼酸还原,产生蓝色化合物,同时在碱性条件下酚试剂易被蛋白质中酪氨酸、色氨酸、半胱氨酸还原呈蓝色反应。在一定范围内其颜色深浅与蛋白质浓度呈正比,以蛋白质对照品溶液作标准曲线,采用比色法测定供试品中蛋白质的含量。

3. 比活性

以生物学活性与蛋白质含量之比计算比活性。

4. 纯度

（1）电泳法：非还原型 SDS-聚丙烯酰胺凝胶电泳法根据大多数蛋白质都能与阴离子表面活性剂十二烷基硫酸钠（SDS）按重量比结合成复合物，使蛋白质分子所带的负电荷远远超过天然蛋白质分子的净电荷，消除了不同蛋白质分子的电荷效应，使蛋白质按分子大小分离。采用 SDS-聚丙烯酰胺凝胶电泳法分离干扰素 γ 供试品，经过考马斯亮蓝 R250 或银染法染色，再经扫描仪扫描后判断纯度。

（2）高效液相色谱法：凝胶色谱法将供试品按分子量大小进行分离，测定干扰素主峰（包括单体和二聚体）面积占总面积的百分比进行纯度检查。

5. 分子量

依据还原型 SDS-聚丙烯酰胺凝胶电泳法分离人干扰素 γ，以分子量标准品作为对照，电泳分离后染色，判断供试品中物质的分子质量。

6. 等电点

采用等电聚焦法检测重组人生长激素供试品溶液主带与对照品溶液主带位置是否一致进行鉴别。

7. 紫外光谱

用水或 $0.85\%\sim0.90\%$ 氯化钠溶液将供试品稀释至 $100\sim500\,\mu g/ml$，在光路 1 cm、波长 $230\sim360\,nm$ 下进行扫描，最大吸收峰波长应为 $(280\pm3)\,nm$。

8. 肽图

肽图法系采用特定的化学试剂或酶，特异性将蛋白质裂解为肽段，经可靠方法分离和鉴定后与经同法处理的对照品图谱进行对比并判定结果。该法可用于产品放行检验中的鉴别试验、评价生产工艺的批间一致性和生产用细胞基质表达的稳定性；也可用于蛋白变异体的定性分析、二硫键定位、糖基化位点分析及蛋白修饰位点确定等。本法是用于表征蛋白质结构的高特异性鉴别方法，涉及具体品种时应基于其独特的结构特性，建立相应的肽图检查法。

9. N 端氨基酸序列

用氨基酸序列分析仪测定，N 端序列应为（Met）-Gln-Asp-Pro-Tyr-Val-Lys-Glu-Ala-Glu-Asn-Leu-Lys-Lys-Tyr-Phe。

10. 人干扰素 γ 的检查

（1）外源性 DNA 残留量：采用 DNA 探针杂交法、荧光染色法和荧光定量 PCR 法测定宿主菌 DNA 残留量。

1）DNA 探针杂交法：供试品中的外源性 DNA 经变性为单链后吸附于固相膜上，在一定条件下可与相匹配的单链 DNA 复性而重新结合成为双链

DNA,称为杂交。将特异性单链 DNA 探针标记后,与吸附在固相膜上的供试品单链 DNA 杂交,并使用与标记物相应的显示系统显示杂交结果,与已知含量的阳性 DNA 对照比对后,可测定供试品中外源性 DNA 残留量。

2) 荧光染色法:应用双链 DNA 荧光染料与双链 DNA 特异结合形成复合物,在波长 480 nm 激发下产生超强荧光信号,可用荧光酶标仪在波长 520 nm 处进行检测,在一定的 DNA 浓度范围内以及在该荧光染料过量的情况下,荧光强度与 DNA 浓度成正比,根据供试品的荧光强度,计算供试品中的 DNA 残留量。

3) 荧光定量 PCR 法:PCR 反应过程中可通过荧光标记的特异性探针或荧光染料掺入而检测 PCR 产物量,通过连续监测反应体系中荧光数值的变化,可即时反映特异性扩增产物量的变化。在反应过程中所释放的荧光强度达到预设的阈值时,体系的 PCR 循环数(Ct 值)与该体系所含的起始 DNA 模板量的对数值呈线性关系。采用已知浓度的 DNA 标准品,依据以上关系,构建标准曲线,对特定模板进行定量分析,测定供试品中的外源 DNA 残留量。

(2) 宿主菌蛋白质残留量:采用酶联免疫吸附法测定重组制品中菌体蛋白质残留量。

(3) 残余抗生素活性:依据在琼脂培养基内抗生素对微生物的抑制作用,比较对照品与供试品对接种的试验菌产生的抑菌圈的大小,检查供试品中氨苄西林或四环素残留量。

(4) 细菌内毒素检查:利用鲎试剂来检测或量化由革兰氏阴性菌产生的细菌内毒素,以判断供试品中细菌内毒素的限量是否符合规定的一种方法。

11. 注射用人干扰素 γ 成品的鉴别　采用免疫印迹法和免疫斑点法,以供试品与特异性抗体结合后,抗体再与酶标抗体特异性结合,通过酶学反应的显色,对供试品的抗原特异性进行鉴别、检查和测定。

三、仪器与试药

1. 仪器　高效液相色谱仪,电泳仪,紫外-可见分光光度,二氧化碳培养箱,酶标仪,恒压或恒流电源,带有冷却装置的垂直板电泳槽和制胶模具,凝胶色谱柱,天平;滴管,量筒,烧杯,移液管,量瓶,超净工作台。

2. 试药　干扰素 γ 供试品,干扰素 γ 对照品,注射用干扰素 γ 供试品,注射用干扰素 γ 对照品;MEM 或 RPMI1640 培养基粉末,青霉素,链霉素,氨苄西林,新生牛血清,乙二胺四乙酸二钠,氯化钠,氯化钾,磷酸氢二钠,磷酸二氢钾,磷酸,氯化钠(pH=7.0),氢氧化钠,碳酸钠,酒石酸铜,硫酸铜,福林酚试液,十二烷基硫酸钠,聚丙烯酰胺凝胶,蛋白酶,大肠埃希菌,水泡性口炎病毒,鲎试剂,去离子水等。

四、实验步骤

(一) 注射用人干扰素 γ 的原液检定

1. 生物学活性测定法　依据《中国药典》2020 年版通则 3523 第一法测定干扰素生物学活性。

(1) 溶液配制:

MEM 或 RPMI 1640 培养液:取 MEM 或 RPMI 1640 培养基粉末 1 袋(规格为 1 L),加水溶解并稀释至 1 000 ml,加青霉素 10^5 和链霉素 10^5 IU,再加碳酸氢钠 2.1 g,溶解后,混匀,除菌过滤,4 ℃保存。

完全培养液:量取新生牛血清 10 ml,加 MEM 或 RPMI 1640 培养液 90 ml。4 ℃保存。

测定培养液:量取新生牛血清 7 ml,加 MEM 或 RPMI 1640 培养液 93 ml。4 ℃保存。

攻毒培养液:量取新生牛血清 3 ml,加 MEM 或 RPMI 1640 培养液 97 ml。4 ℃保存。

消化液:称取乙二胺四乙酸二钠 0.2 g、氯化钠 8.0 g、氯化钾 0.2 g、磷酸氢二钠 1.152 g、磷酸二氢钾 0.2 g,加水溶解并稀释至 1 000 ml,经 121 ℃、15 min 灭菌。

染色液:称取结晶紫 50 mg,加无水乙醇 20 ml 溶解后,加水稀释至 100 ml,即得。

脱色液:量取无水乙醇 50 ml、醋酸 0.1 ml,加水稀释至 100 ml。

PBS:称取氯化钠 8.0 g、氯化钾 0.20 g、磷酸氢二钠 1.44 g、磷酸二氢钾

0.24 g,加水溶解并稀释至 1 000 ml,经 121 ℃、15 min 灭菌。

标准品溶液的制备:取人干扰素生物学活性测定的国家标准品,按说明书复溶后,用测定培养液稀释成每 1 ml 含 1 000 IU。在 96 孔细胞培养板中,做 4 倍系列稀释,共 8 个稀释度,每个稀释度做 2 孔。在无菌条件下操作。

供试品溶液的制备:将供试品按标示量溶解后,用测定培养液稀释成每 1 ml 约含 1 000 IU。在 96 孔细胞培养板中,做 4 倍系列稀释,共 8 个稀释度,每个稀释度做 2 孔。在无菌条件下操作。

(2) 测定法:使 WISH 细胞在培养基中贴壁生长。按(1∶2)～(1∶4)传代,每周 2～3 次,于完全培养液中生长。取培养的细胞弃去培养液,用 PBS 洗 2 次后消化和收集细胞,用完全培养液配制成每 1 ml 含 $2.5×10^5$～$3.5×10^5$ 个细胞的细胞悬液,接种于 96 孔细胞培养板中,每孔 100 μl,于 37 ℃、5%二氧化碳条件下培养 4～6 h;将配制完成的标准品溶液和供试品溶液移入接种 WISH 细胞的培养板中,每孔加入 100 μl,于 37 ℃、5%二氧化碳条件下培养 18～24 h;弃去细胞培养板中的上清液,将保存的水泡性口炎病毒(VSV,−70 ℃保存)用攻毒培养液稀释至约 100 ml 半数成染量(ID_{50}),每孔 100 μl,于 37 ℃、5%二氧化碳条件下培养 24 h(镜检标准品溶液的 50%病变点在 1 IU/ml);然后弃去细胞培养板中的上清液,每孔加入染色液 50 μl,室温放置 30 min 后,用流水小心冲去染色液,并吸干残留水分,每孔加入脱色液 100 μl,室温放置 3～5 min。混匀后,用酶标仪以 630 nm 为参比波长,在波长 570 nm 处测定吸光度,记录测定结果。

(3) 结果计算:试验数据采用计算机程序或四参数回归计算法进行处理,并按下式计算结果:

$$供试品生物学活性(IU/ml) = P_r × \frac{D_s × E_s}{D_r × E_r} \quad (公式 4-10)$$

式中:P_r 为标准品生物学活性(IU/ml);D_s 为供试品预稀释倍数;D_r 为标准品预稀释倍数;E_s 为供试品相当于标准品半效量的稀释倍数;E_r 为标准品半效量的稀释倍数。

2. 蛋白质含量测定(福林酚法)

(1) 溶液配制:取氢氧化钠 10 g,碳酸钠 50 g,加水 400 ml 使溶解,作为甲液;取酒石酸钾 0.5 g,加水 50 ml 使溶解,另取硫酸铜 0.25 g,加水 30 ml 使溶解,将两液混合作为乙液。临用前,合并甲、乙液,并加水至 500 ml,即得碱性铜试液;取牛血清白蛋白对照品或蛋白质含量测定国家标准品,加水溶解并制成每 1 ml 中含 0.2 mg 的溶液,即得对照品溶液。照各品种项下规定的方法制备供试品溶液(蛋白质浓度应与对照品溶液基本一致)。

(2) 测定法:精密量取对照品溶液 0.0 ml、0.2 ml、0.4 ml、0.6 ml、0.8 ml、1.0 ml(对照品溶液取用量可在本法测定范围内进行适当调整),分别置具塞试管中(标注为 0、1、2、3、4、5 号管),各加水至 1.0 ml,再分别加入碱性铜试液 1.0 ml,摇匀,室温放置 10 min,各加入福林酚试液[取福林试液中的贮备液(2 mol/L 酸浓度)1→16]4.0 ml,立即混匀,室温放置 30 min,照紫外-可见分光光度法(通则 0401),在 650 nm 的波长处测定吸光度;同时以 0 号管作为空白。以对照品溶液浓度与其相对应的吸光度计算线性回归方程。另精密量取供试品溶液适量,同法测定。从线性回归方程计算供试品溶液中的蛋白质浓度,并乘以稀释倍数,即得。

3. 比活性　为生物学活性与蛋白质含量之比,每 1 mg 蛋白质应不低于 1.5×10^7 IU。

4. 纯度测定　采用 SDS-聚丙烯酰胺凝胶电泳法,纯度应不低于 95.0%(包括单体和二聚体)。参照通则 0541 第五法,配制 15%分离胶溶液、分离胶缓冲液、电极缓冲液、供试品缓冲液、考马斯亮蓝染色液。

非还原供试品溶液制备:按各论要求制备供试品溶液,将供试品溶液与非还原型供试品缓冲液按 3∶1 体积比混匀,置水浴或 100 ℃块状加热器中加热 5 min,冷却至室温。对照品/标准品溶液同法操作。

还原供试品溶液制备:按各论要求制备供试品溶液,将供试品溶液与还原型供试品缓冲液按 3∶1 体积比混匀,置水浴或 100 ℃块状加热器中加热 5 min,冷却至室温。对照品/标准品溶液同法操作。依法测定。用非还原型 SDS-聚丙烯酰胺凝胶电泳法,经扫描仪扫描,纯度应不低于 95.0%(包括单体和二聚体)。

(1) 操作步骤:

1) 上样:待浓缩胶溶液聚合后,小心拔出样品梳,将电极缓冲液注满电泳槽。进行纯度和杂质检查时,在加样孔中加入供试品溶液与对照品/标准品溶液不低于 1 μg(银染法)或 10 μg 以上(考马斯亮蓝染色法)。进行鉴别和分子量测定试验时,可根据产品特性酌情降低上样量。

2) 电泳:①恒压电泳,初始电压为 80 V,进入分离胶时调至 150～200 V,当溴酚蓝迁移胶底处,停止电泳。②恒流电泳,以恒流 10 mA 条件下开始电泳,至供试品溶液进入分离胶后将电流调至 20 mA,直至电泳结束。

3) 固定与染色:考马斯亮蓝法,取出电泳凝胶片,置固定液中 60 min,取出胶片置过量考马斯亮蓝染色液中 1～2 h,弃去染色液,置过量脱色液中,根据需要多次更换脱色液,脱色至凝胶背景透明后保存在保存液中。

4) 结果判定:凝胶显色处理完毕后,对其进行拍照或扫描,通常用商品化的带有数据分析软件的凝胶扫描系统进行拍照和分析,得到相对迁移率值或以其他形式如分子量等体现的相对迁移率。每条谱带距分离胶顶部的距离为迁移距离,将每条蛋白质谱带的迁移距离除以染料前沿的迁移距离,即为蛋白的相对迁移率,计算公式如下:

$$相对迁移率(R_m) = 蛋白迁移距离 / 溴酚蓝指示剂迁移距离$$

(公式 4-11)

(2) 纯度和杂质分析:

1) 杂质限度分析:供试液电泳图中除主谱带外的任何谱带显色强度均不超过对照溶液的主谱带。

2) 纯度分析:经凝胶成像仪扫描,按峰面积归一化法计算结果。

结果判断:加样量应不低于 1.0 μg,制品的相对分子质量应为 $(16.8 \pm 1.7) \times 10^3$。

(3) 系统适用性试验:除另有规定外,应符合以下要求。

1) 每次试验应随行适宜的分子量蛋白标准品,其分离情况应符合要求。

2) 灵敏度要求:应配制灵敏度对照溶液随行分析以避免过度脱色等影响,在本方法推荐的进样量条件下,应保证相当于供试品浓度 1% 含量的条带能显色。

3) 在各论中规定杂质限度法检查的情况下,应通过稀释供试品溶液,制备与该杂质浓度相对应的对照溶液。例如,当限度为 5% 时,对照溶液应为供试品溶液的 1:20 稀释度。

4）线性：按照特定品种分析范围要求，将供试品溶液稀释成从标准规定限度至 100% 供试品溶液浓度的 3～5 个浓度梯度，以各条带扫描光密度值为纵坐标，以其浓度为横坐标，经软件处理，进行线性回归，$R^2 \geq 0.95$。

此外，还可以采用高效液相色谱法。色谱条件：色谱柱采用适用于相对分子质量为 $(5～60) \times 10^3$ 蛋白质的凝胶色谱柱；流动相为 0.1 mol/L 磷酸盐－0.1 mol/L 氯化钠缓冲液，pH＝7.0；上样量应不低于 20 μg；检测波长为 280 nm。以干扰素色谱峰计算的理论板数应不低于 1 000。结果判断：按面积归一化法计算，干扰素主峰（包括单体和二聚体）面积应不低于总面积的 95.0%。

5. 分子量　与纯度检查相同，参照通则 0541 第五法，用还原型 SDS－聚丙烯酰胺凝胶电泳法测定干扰素分子量。分离胶的胶浓度为 15%，加样量应不低于 1.0 μg，制品的相对分子质量应为 $(16.8 \pm 1.7) \times 10^3$。

6. 等电点　采用等电聚焦法检测。主区带应为 8.1～9.1，且供试品的等电点图谱应与对照品的一致（通则 0541 第六法）。

7. 紫外光谱　用水或 0.85%～0.90% 氯化钠溶液将供试品稀释至 100～500 μg/ml，在光路 1 cm；波长 230～360 nm 下进行扫描，最大吸收峰波长应为 (280 ± 3) nm（通则 0401）。

8. 肽图　依法测定（通则 3405），应与对照品图形一致。

9. 人干扰素 γ 的检查

（1）外源性 DNA 残留量：每 1 支/瓶应不高于 10 ng（通则 3407）。

（2）宿主菌蛋白质残留量：应不高于蛋白质总量的 0.10%（通则 3412）。

（3）残余抗生素活性：不应有残余氨苄西林或其他抗生素活性（通则 3408）。

（4）细菌内毒素检查：每 100 万 IU 人干扰素 γ 应小于 10 EU（通则 1143）。

10. 生物学活性测定（通则 3523）

（1）标准品溶液的制备：取人干扰素生物学活性测定的国家标准品，按说明书复溶后，用测定培养液稀释成每 1 ml 含 1 000 IU。在 96 孔细胞培养板中，做 4 倍系列稀释，共 8 个稀释度，每个稀释度做 2 孔。在无菌条件下操作。

(2) 供试品溶液的制备：将供试品按标示量溶解后，用测定培养液稀释成每 1 ml 约含 1 000 IU。在 96 孔细胞培养板中，做 4 倍系列稀释，共 8 个稀释度，每个稀释度做 2 孔。在无菌条件下操作。

(3) 测定法：使 WISH 细胞在培养基中贴壁生长。按(1∶2)～(1∶4)传代，每周 2～3 次，于完全培养液中生长。取培养的细胞弃去培养液，用 PBS 洗 2 次后消化和收集细胞，用完全培养液配制成每 1 ml 含 $2.5 \times 10^5 \sim 3.5 \times 10^5$ 个细胞的细胞悬液，接种于 96 孔细胞培养板中，每孔 100 μl，于 37 ℃、5％二氧化碳条件下培养 4～6 h；将配制完成的标准品溶液和供试品溶液移入接种 WISH 细胞的培养板中，每孔加入 100 μl，于 37 ℃、5％二氧化碳条件下培养 18～24 h；弃去细胞培养板中的上清液，将保存的水泡性口炎病毒(VSV，－70 ℃保存)用攻毒培养液稀释至约 100 ml ID50，每孔 100 μl，于 37 ℃、5％二氧化碳条件下培养 24 h(镜检标准品溶液的 50％病变点在 1 IU/ml)；然后弃去细胞培养板中的上清液，每孔加入染色液 50 μl，室温放置 30 min 后，用流水小心冲去染色液，并吸干残留水分，每孔加入脱色液 100 μl，室温放置 3～5 min。混匀后，用酶标仪以 630 nm 为参比波长，在波长 570 nm 处测定吸光度，记录测定结果。

试验数据采用计算机程序或四参数回归计算法进行处理，并按下式计算结果：

$$供试品生物学活性(\text{IU/ml}) = P_r \times \frac{D_s \times E_s}{D_r \times E_r} \quad (公式 4 - 12)$$

式中：P_r 为标准品生物学活性(IU/ml)；D_s 为供试品预稀释倍数；D_r 为标准品预稀释倍数；E_s 为供试品相当于标准品半效量的稀释倍数；E_r 为标准品半效量的稀释倍数。

(二) 注射用人干扰素 γ 的半成品检定

1. **细菌内毒素检查(通则 1143)**　利用鲎试剂来检测或量化由革兰阴性菌产生的细菌内毒素，以判断供试品中细菌内毒素的限量。注射用人干扰素 γ 的细菌内毒素检查要求为每 100 万 IU 应小于 10 EU。

2. **无菌检查**　药典要求无菌的药品、生物制品、医疗器械、原料、辅料及其他品种需进行无菌检查。依据通则 1101，供试品在各种特定的培养基条件下培养，观察是否有菌生长从而判断是否无菌的方法，应符合规定。药典规定注射用人干扰素 γ 应无菌。

（三）注射用人干扰素 γ 的成品检定

除水分测定、装量差异检查外，应按标示量加入灭菌注射用水，复溶后进行其余各项检定。

1. **鉴别试验**　按免疫印迹法（通则 3401）或免疫斑点法（通则 3402）测定，应为阳性。下面以免疫印迹法为例。

（1）溶液配制：称取三羟甲基氨基甲烷 15.12 g 与甘氨酸 72 g，加水溶解并稀释至 500 ml，即得 TG 缓冲液；量取 TG 缓冲液 20 ml、甲醇 40 ml，加水稀释至 200 ml，即得 EBM 缓冲液；称取三羟甲基氨基甲烷 6.05 g 与氯化钠 4.5 g，量取 0.55 ml 聚山梨酯 80，加适量水溶解，用盐酸调 pH 值至 7.5，加水稀释至 500 ml，即得 TTBS 缓冲液。以上溶液均 4 ℃ 保存。称取 3,3′-二氨基联苯胺盐酸盐 15 mg，加甲醇 5 ml 与 30% 过氧化氢 15 μl，加 TTBS 缓冲液 25 ml 使溶解，即得底物缓冲液。临用现配。

（2）检查法：照 SDS-聚丙烯酰胺凝胶电泳法（通则 0541 第五法），供试品与阳性对照品上样量应大于 100 ng。取出凝胶，切去凝胶边缘，浸于 EBM 缓冲液中 30 min。另取与凝胶同样大小的厚滤纸 6 张、硝酸纤维素膜 1 张，用 EBM 缓冲液浸透。用半干胶转移仪进行转移：在电极板上依次放上湿滤纸 3 张、硝酸纤维素膜 1 张、电泳凝胶、湿滤纸 3 张，盖上电极板，按 0.8 mA/cm² 硝酸纤维素膜恒电流转移 45 min。

取出硝酸纤维素膜浸入封闭液（10% 新生牛血清的 TTBS 缓冲液，或其他适宜封闭液）封闭 60 min。弃去液体，加入 TTBS 缓冲液 10 ml，摇动加入适量的供试品抗体（参考抗体使用说明书的稀释度稀释），室温过夜。硝酸纤维素膜用 TTBS 缓冲液淋洗 1 次，再用 TTBS 缓冲液浸洗 3 次，每次 8 min。弃去液体，再加入 TTBS 缓冲液 10 ml，摇动加入适量的生物素标记的第二抗体，室温放置 40 min。硝酸纤维素膜用 TTBS 缓冲液淋洗 1 次，再用 TTBS 缓冲液浸洗 3 次，每次 8 min。弃去液体，更换 TTBS 缓冲液 10 ml，摇动，加入适量的亲和素溶液和生物素标记的辣根过氧化物酶溶液，室温放置 60 min。硝酸纤维素膜用 TTBS 缓冲液淋洗 1 次,再用 TTBS 缓冲液浸洗 4 次,每次 8 min。弃去液体,加入适量底物缓冲液,置于室温避光条件下显色,显色程度适当时水洗终止反应。

(3) 结果判定:阳性结果应呈现明显色带。阴性结果不显色。

2. 物理检查

(1) 应为白色薄壳状疏松体,按标示量加入灭菌注射用水后应迅速复溶为澄明液体。

(2) 可见异物和装量差异:符合药典关于注射液的相关规定。

3. 化学检定

(1) 水分:应不高于 3.0%。

(2) pH 值:6.5~7.5。

(3) 渗透压摩尔浓度:符合批准要求。

4. 生物学活性　应为标示量的 80%~150%。

5. 残余抗生素活性　依法测定,不应有残余氨苄西林或其他抗生素活性。

6. 无菌检查　依法检查,应符合规定。

7. 细菌内毒素检查　每 1 支/瓶应小于 10 EU。

8. 异常毒性检查　依法检查(通则 1141 小鼠试验法),应符合规定。

五、注意事项

(1) SDS - PAGE 分析通常需要根据具体情况优化和证明对特定目标蛋白质和(或)目标杂质以及样品基质的适用性。在开发和优化方法时以及随后的结果判定中,应考虑蛋白质的特性如分子大小、氨基酸序列和共价修饰。

1) 本法适用于相对分子质量范围为 14 000~100 000 的单体蛋白质的分析。对于超出该分子量范围的蛋白质,可在本方法应用范围内,通过采用相关技术手段(如梯度凝胶、特定缓冲系统)实现分析目的。如采用三(羟甲基)甲基甘氨酸(Tricine)- SDS 凝胶,以 Tricine 作为电泳运行缓冲液中的拖尾离子,用于分离相对分子质量 10 000 以下至 15 000 的小分子量蛋白质和多肽。

2）SDS-PAGE 用于经修饰的蛋白质或多肽（如糖基化、聚乙二醇化等）分析时，由于 SDS 不以类似于多肽的方式与碳水化合物基团结合，导致染色强度可能存在差异。此外，所测得的表观分子量可能与其真实分子量存在差异。再者，此类修饰可能引入异质性，导致染色蛋白质条带拖尾或变形。

3）采用非还原条件 SDS-PAGE，保留了蛋白质的寡聚形式，与还原条件下 SDS 与蛋白质结合方式不同，标准蛋白和待测蛋白的泳动速率可能不成比例，因而非还原电泳通常不用于分子量的测定，主要用于纯度和杂质的测定。

（2）分离胶的胶浓度为 15%，加样量应不低于 10 μg（考马斯亮蓝 R250 染色法）或 5 μg（银染法）。

六、思考题

（1）蛋白质含量测定还有哪些方法？

（2）还原型 SDS-聚丙烯酰胺凝胶电泳法与非还原型 SDS-聚丙烯酰胺凝胶电泳法的原理区别是什么？使用时有何区别？

（3）生物制品的分析与化学药品的分析在方法上有何差异？

实验五十六 | 高效液相色谱法测定血浆中氧氟沙星的含量

一、实验目的

（1）掌握血浆样品的蛋白沉淀法、液液提取法等前处理方法和测定步骤。

（2）掌握高效液相色谱法测定血浆中氧氟沙星含量的测定方法。

二、实验原理/方法

氧氟沙星为喹诺酮类抗菌药，化学名为（±）-9-氟-2,3-二氢-3-甲基-10-(4-甲基-1-哌嗪基)-7-氧代-7H-吡啶并[1,2,3-de]-1,4-苯并噁嗪-6-羧酸。本品为白色至微黄色结晶性粉末;无臭;遇光渐变色。在水或甲醇中微溶或极微溶解;在冰醋酸或氢氧化钠试液中易溶,在0.1 mol/L盐酸溶液中溶解。

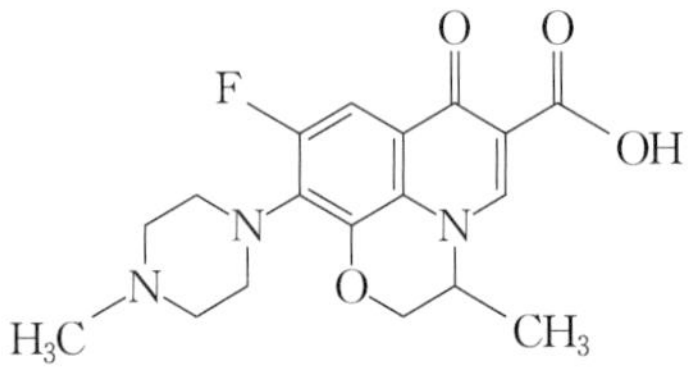

氧氟沙星(C$_{18}$H$_{20}$FN$_3$O$_4$,分子量361.37)

氧氟沙星具有长共轭刚性结构,可以采用荧光检测器检测。体内内源性物质具有荧光的物质较少,荧光检测可以有效地减少内源性物质的干扰,一方面明显提高方法的专属性,同时由于荧光检测器灵敏度高,可充分满足体内药物分析干扰多、含量低的特点。选择结构类似物环丙沙星作为内标,可提高分离检测的准确度和重现性。

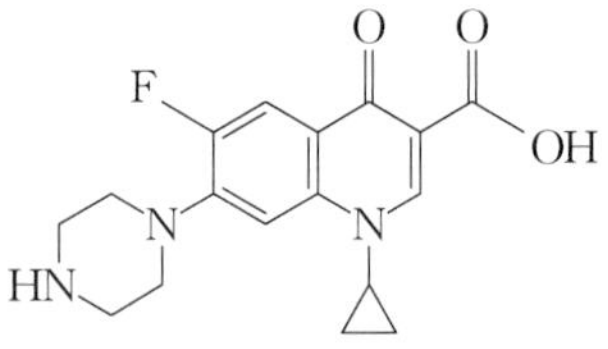

环丙沙星(C$_{17}$H$_{18}$FN$_3$O$_3$,分子量331.34)

氧氟沙星具有酸碱两性,选择偏酸性的色谱条件可以保证色谱峰形对称,获得较好的色谱分离效果。由于方法灵敏度较高,药物浓度较高时可以选择蛋白沉淀法进行样品前处理,必要时亦可液液提取后测定。

三、仪器与试药

1. **仪器** 高效液相色谱仪(配紫外检测器及荧光检测器),分析天平,离心机,超声波清洗器,恒温水浴锅,涡旋混合器,微量注射器,离心管,微量移液器,容量瓶。

2. **试药** 氧氟沙星片,氧氟沙星对照品,环丙沙星对照品,三氟乙酸,高氯酸,乙腈,甲醇,纯水。

四、实验步骤

1. **氧氟沙星校正标样及内标环丙沙星标准溶液的配制** 分别精密称取一定量氧氟沙星和环丙沙星对照品置两个不同量瓶中,加甲醇溶解配制成一定浓度的氧氟沙星和环丙沙星标准贮备液,甲醇稀释至合适浓度得到两种组分标准溶液。氧氟沙星标准溶液浓度分别为 $1\,\mu g/ml$、$2\,\mu g/ml$、$5\,\mu g/ml$、$10\,\mu g/ml$、$20\,\mu g/ml$ 及 $50\,\mu g/ml$;内标环丙沙星标准溶液浓度为 $20\,\mu g/ml$。

准确移取一定量氧氟沙星标准溶液加入空白血浆配制成系列浓度的校正标样,氧氟沙星标准曲线范围为 $0.1 \sim 5\,\mu g/ml$。

2. **血样预处理**

(1) 蛋白沉淀法:准确移取血样 $250\,\mu l$ 置于 $1.5\,ml$ 离心管;精密加入内标溶液($20\,\mu g/ml$)$20\,\mu l$,混匀;10%高氯酸 $100\,\mu l$,涡旋混合 $2\,min$,$12\,000\,r/min$ 离心 $10\,min$;取上清液进样 $20\,\mu l$ 作 HPLC 测定。

(2) 液液提取法:准确移取血样 $250\,\mu l$ 置于 $5\,ml$ 离心管,精密加入内标溶液($20\,\mu g/ml$)$10\,\mu l$,混匀。加二氯甲烷 $2.5\,ml$,涡旋 $2\,min$,$3\,600\,r/min$ 离心 $10\,min$,分取下层二氯甲烷溶液 $2.0\,ml$ 至离心管,$50\,℃$水浴氮气吹干,残渣用 $200\,\mu l$ 流动相旋涡溶解,离心,取上清液 $20\,\mu l$ 进样。

3. **色谱条件** 色谱柱:C_{18} 柱($150 \times 4.6\,mm$,$5\,\mu m$)。流动相:0.2%三氟乙酸溶液:甲醇(V/V)$=60:40$。柱温:$30\,℃$。流速:$1\,ml/min$。进样量:$20\,\mu l$。荧光检测:$Ex\ 298\,nm$,$Em\ 500\,nm$。以标准曲线法计算血样中氧氟沙星的含量。

4. **方法学确证**[1]

(1) 特异性评价:对来自 6 个不同个体的空白生物样品进行上述样品预处理,分别进行液相色谱分析,在待测物氧氟沙星和内标环丙沙星的信号窗

---

[1] 完整验证内容可参考"生物样品定量分析方法验证指导原则"。

附近未有内源性杂质峰出现,则证明方法可以排除内源性物质的干扰。

（2）标准曲线制备:取空白血浆 0.25 ml,置 1.5 ml EP 管(蛋白沉淀法)或 10 ml 试管中,精密加入配制的氧氟沙星系列标准溶液 25 μl,得氧氟沙星浓度分别为 0.1 μg/ml、0.2 μg/ml、0.5 μg/ml、1 μg/ml、2 μg/ml、5 μg/ml 校正标样。按样品前处理方法操作,自精密加入内标溶液 10 μl 起,同法操作,进样 20 μl,记录色谱图,以氧氟沙星浓度为横坐标,氧氟沙星与环丙沙星峰面积比值为纵坐标,建立回归方程。

（3）准确度、精密度及定量限:取空白血浆 0.25 ml,按"标准曲线"项下的方法分别制成含有氧氟沙星浓度为 0.1 μg/ml、0.25 μg/ml、1.25 μg/ml、3.75 μg/ml 的定量限及低、中、高浓度的质控样品,每一浓度制备 5 个样本,进行色谱分析。计算方法的准确度、精密度及定量限。

（4）稀释效应:取空白血浆制成氧氟沙星浓度为 10 μg/ml 的高浓度血浆样品,将上述溶液分别用空白血浆稀释 10 倍、20 倍,可逐级稀释,所得稀释血浆样品按照样品前处理方法进行操作,计算回收率判断稀释准确性,每个稀释因子进行 5 个样本分析。

五、注意事项

（1）氮气吹干时应注意控制气流大小;同时注意氮吹勿引起样品交叉污染。

（2）样品进样前系统需用流动相平衡完全。

（3）如果采用手动进样器进样,进样器中取样量应为 40～50 μl,以保证定量环准确定量。

（4）液液萃取法处理生物样品易产生乳化现象,操作时应:①适当缓慢振摇;②萃取前血样中可适当加入少量固体 NaCl;③轻微乳化离心;④乳化严重时,置低温冰箱快速冷冻,再融化后离心。

六、思考题

（1）常用的生物样品前处理方法有哪些? 选择前处理方法时需考虑哪

些因素?

（2）体内药物分析方法的验证包括哪些指标?

（3）体内药物测定时如何选择检测器,不同检测器的检测特点是什么?

实验五十七 高效液相色谱法同时测定血浆中 地西泮和去甲地西泮的浓度

一、实验目的

（1）掌握血浆样品的液液提取前处理方法。

（2）熟悉液相色谱法的测定原理及高效液相色谱(HPLC)仪的使用。

二、实验原理/方法

地西泮为苯二氮䓬类镇静催眠药。去甲地西泮为地西泮在体内的主要代谢产物之一。一次误服或长期内服大剂量此类药物,可引起毒性反应。

地西泮化学名为 1 -甲基- 5 -苯基- 7 -氯- 1,3 -二氢- 2H - 1,4 -苯并二氮杂䓬- 2 -酮。为白色或类白色的结晶性粉末;无臭;在丙酮或三氯甲烷中易溶,在乙醇中溶解,在水中几乎不溶。本实验以氯硝西泮为内标,采用高效液相色谱法同时测定血浆样品中地西泮及代谢产物去甲地西泮的含量。

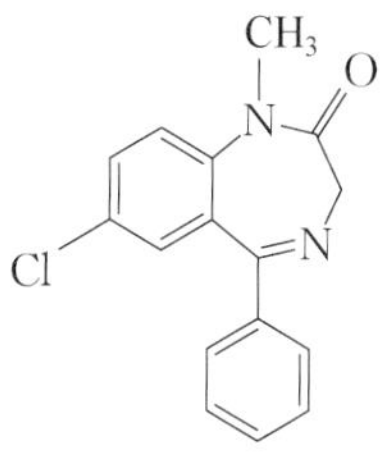

地西泮
($C_{16}H_{13}ClN_2O$,
分子量 284.74)

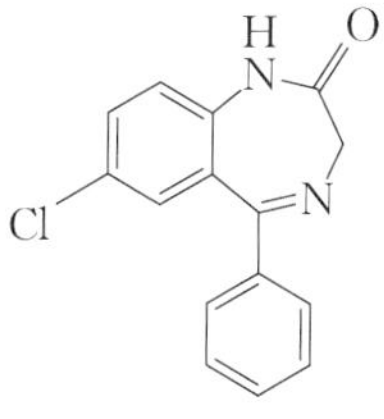

去甲地西泮
($C_{15}H_{11}ClN_2O$,
分子量 270.71)

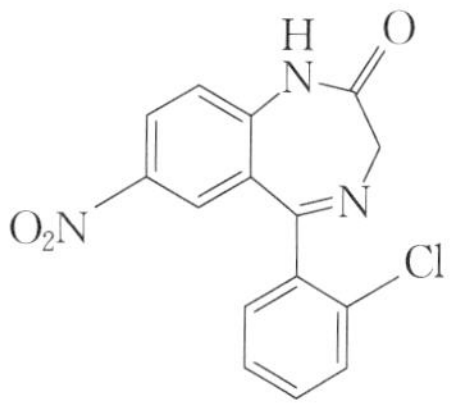

氯硝西泮
($C_{15}H_{10}ClN_3O_3$,
分子量 270.71)

三、仪器与试药

1. **仪器**　高效液相色谱仪,分析天平,超声波清洗器,恒温水浴锅,涡旋混合器,氮吹仪,离心管,微量移液器,容量瓶。

2. **试药**　地西泮片,地西泮对照品,去甲地西泮对照品,氯硝西泮对照品,甲醇,甲基叔丁基醚,四氢呋喃及磷酸。

四、实验步骤

1. **地西泮、去甲地西泮、氯硝西泮校正标样配制**　分别取地西泮、去甲地西泮、氯硝西泮对照品各 20 mg,精密称定,各置 100 ml 量瓶中,用甲醇溶解并稀释至刻度,摇匀,得 3 种药物浓度均为 200 μg/ml 的储备液。分别精密移取一定量标准储备液以甲醇稀释地西泮、去甲地西泮浓度分别 0.5、1、2、5、10、20 的系列混合标准溶液。取空白血浆 0.4 ml,分别精密加入 20 μl 混合标准溶液,配成两种药物浓度分别为 0.05 μg/ml、0.10 μg/ml、0.25 μg/ml、0.50 μg/ml、1.00 μg/ml、2.5 μg/ml 的血浆样品,旋涡混匀。按血样预处理方法处理后进样测定。

2. **血样预处理**　取血浆样品 0.4 ml,精密加入 10 μg/ml 内标甲醇溶液 10 μl,用碳酸氢钠饱和溶液 0.4 ml 碱化,涡旋 30 s 后加入甲基叔丁基醚 2 ml,涡旋 3 min。取上清液挥干,残渣加 100 μl 流动相复溶,进样 10 μl,进行 HPLC 分析。

3. **色谱条件**　色谱柱 Kromasil 100 - 5 C$_{18}$ 色谱柱(250 mm×4.6 mm,5 μm)。流动相:甲醇-水-四氢呋喃＝55:40:5,用磷酸调 pH＝2.2。流速 1.0 ml/min。柱温 25 ℃。检测波长 254 nm。进样量 10 μl。

五、注意事项

(1) 液液提取时需控制振摇的强度以防止乳化的发生。

(2) 氮吹挥干时应注意控制气流的速度,防止液体溅出;同时注意温度设置,以减小保证药物的稳定性。

六、思考题

(1) 液液提取法有机溶剂选择的原则是什么?

(2) 血样预处理时为何加入碳酸氢钠饱和溶液? 作用是什么?

| 实验五十八 | 液相色谱-质谱联用法测定血浆中阿奇霉素的含量

一、实验目的

(1) 掌握血浆中阿奇霉素的处理方法。

(2) 熟悉液相色谱-质谱联用仪器的测定原理及使用。

二、实验原理/方法

阿奇霉素为大环内酯类抗生素,化学名为(2R,3S,4R,5R,8R,10R,11R,12S,13S,14R)-13-[(2,6-二脱氧-3-C-甲基-3-O-甲基-α-L-核-己吡喃糖基)氧]-2-乙基-3,4,10-三羟基-3,5,6,8,10,12,14-七甲基-11-[[3,4,6-三脱氧-3-(二甲氨基)-β-D-木-己吡喃糖基]氧]-1-氧杂-6-氮杂环十五烷-15-酮。按无水物计算,含 $C_{38}H_{72}N_2O_{12}$ 应为 96.0%～102.0%。阿奇霉素为白色或类白色的结晶性粉末;无臭;微有引湿性。在甲醇、丙酮、无水乙醇或稀盐酸中易溶,在乙腈中溶解,在水中几乎不溶。

选择结构类似物罗红霉素作为内标,以提高分离检测的准确度和重现性。

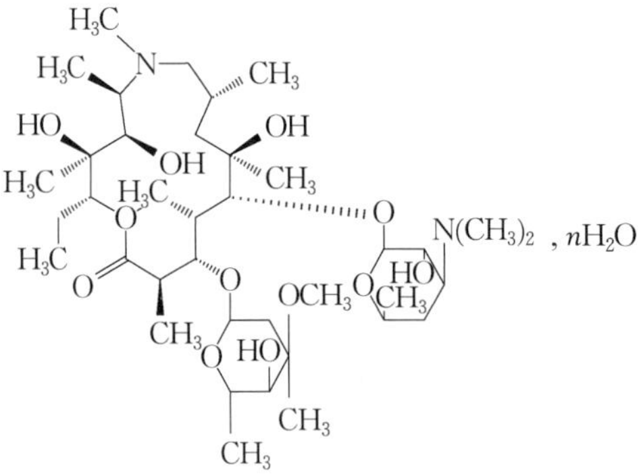

阿奇霉素($C_{38}H_{72}N_2O_{12}$，分子量 749.00) 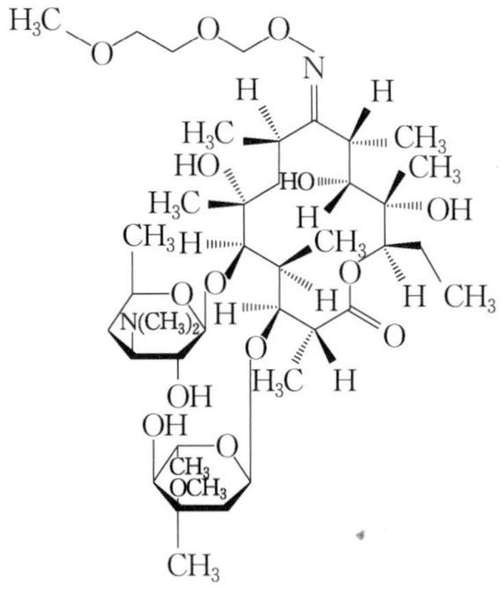　　罗红霉素($C_{41}H_{76}N_2O_{15}$，分子量 837.03)

三、仪器与试药

1. **仪器**　高效液相色谱-三重四级杆质谱联用仪,分析天平,超声波清洗器,恒温水浴锅,涡旋混合器,氮吹仪,色谱柱 ACQUITY UPLC BEH C_{18}（2.1 mm×50 mm，1.7 μm）,离心管,微量移液器,容量瓶。

2. **试药**　阿奇霉素片(每片 100 mg),阿奇霉素标准品,罗红霉素标准品,乙腈,甲醇,甲酸铵,比格犬空白血浆。

四、实验步骤

1. **阿奇霉素校正标样配制**　取阿奇霉素对照品 20 mg,精密称定,置 20 ml 量瓶中,用甲醇溶解并稀释至刻度,摇匀,得阿奇霉素浓度为 1.0 mg/ml 的储备液,加入乙腈逐级稀释储备液,制成阿奇霉素标准系列溶液,置 4℃冰箱内保存,备用。取空白比格犬血浆 90 μl,分别加入阿奇霉素标准系列溶液各 10 μl,制成阿奇霉素血浆浓度分别为 5 ng/ml、10 ng/ml、20 ng/ml、50 ng/ml、100 ng/ml、200 ng/ml、500 ng/ml 的样品,按"血浆样品处理"项下方法处理后进样测得,记录色谱图;以内标法测定并计算样品中阿奇霉素含量。

内标罗红霉素标准溶液的配制:取罗红霉素对照品 20 mg,精密称定,置 20 ml 量瓶中,用甲醇溶解并稀释至刻度,摇匀,配成浓度为 1.0 mg/ml 的储备液。加入乙腈逐级稀释储备液得浓度为 120 ng/ml 的内标溶液,置 4 ℃ 冰箱内保存,备用。

2. 血样预处理 取血浆样品 100 μl,加入 3 倍体积的乙腈(含内标 120 ng/ml),涡旋振荡 10 s 后,置离心机内,13 000 r/min 离心 10 min,取上清液 5 μl,进行 LC - MS/MS 分析。

3. 色谱条件及质谱条件

(1) 色谱条件:采用色谱柱为 ACQUITY UPLC BEH C_{18} (2.1 mm × 100 mm, 1.7 μm);流动相为乙腈- 10 mmol/ml 甲酸铵液(66:34),等度洗脱;流速为 0.2 ml/min,进样量为 5 μl,柱温 30 ℃。其洗脱条件,见表 4 - 4。

表 4-4 梯度洗脱条件

时间(t/min)	甲醇液用量(%)
0.0	10
0.5	90
3.0	90
3.1	10
4.0	10

(2) 质谱条件:采用离子源为电喷雾电离源(ESI 源);毛细管电压为 +3.5 kV;取样锥孔电压为 50 V;离子源温度为 120 ℃;脱溶剂气(N_2)流速- 温度分别为 650 L/h 和 350 ℃。用于定量分析的离子分别为 m/z 748.4→ m/z 591.1(阿奇霉素),m/z 837.3→m/z 158.1(内标)。

五、注意事项

(1) LC - MS/MS 法灵敏度较高,测定时需注意样品浓度不宜太高,以防止仪器被污染。

（2）配制流动相需选用高纯度甲醇及甲酸铵。

六、思考题

（1）体内药物定量分析为什么大多采用内标法定量？

（2）液质联用测定生物样品中药物含量时为何会增加基质效应的测定？如何降低基质效应？基质效应与提取回收率有何不同？

附录 1 | 残留溶剂测定法（《中国药典》 2020 年版四部通则 0861）

　　药品中的残留溶剂系指在原料药或辅料的生产中，以及在制剂制备过程中使用的，但在工艺过程中未能完全去除的有机溶剂。药品中常见的残留溶剂及限度见附表 1（即药典中的附表 1，此处见表附-1），除另有规定外，第一、第二、第三类溶剂的残留限度应符合附表 1（表附-1）中的规定；对其他溶剂，应根据生产工艺的特点，制定相应的限度，使其符合产品规范、药品生产质量管理规范（GMP）或其他基本的质量要求。

表附-1　药品中常见的残留溶剂及限度

第一类溶剂（应该避免使用）	限度（%）	第二类溶剂（应该限制使用）	限度（%）
苯	0.0002	乙腈	0.041
四氯化碳	0.0004	氯苯	0.036
1,2-二氯乙烷	0.0005	三氯甲烷	0.006
1,1-二氯乙烯	0.0008	环己烷	0.388
1,1,1-三氯乙烷	0.15	1,2-二氯乙烯	0.187
乙二醇	0.062	二氯甲烷	0.06

第一类溶剂(应该避免使用)	限度(%)	第二类溶剂(应该限制使用)	限度(%)
甲酰胺	0.022	1,2-二甲氧基乙烷	0.01
正己烷	0.029	N,N-二甲氧基乙酰胺	0.109
甲醇	0.3	N,N-二甲氧基甲酰胺	0.088
2-甲氧基乙醇	0.005	二氧六环	0.038
甲基丁基酮	0.005	2-乙氧基乙醇	0.016
		甲基环己烷	0.118
		N-甲基吡咯烷酮	0.053
		硝基甲烷	0.005
		吡啶	0.02
		环丁砜	0.016
		四氢化萘	0.01
		四氢呋喃	0.072
		甲苯	0.089
		1,1,2-三氯乙烯	0.008
		二甲苯[①]	0.217
		异丙基苯	0.007
		甲基异丁基酮	0.45

第三类溶剂(药品 GMP 或其他质量要求限制使用)	限度(%)	第四类溶剂(尚无足够毒理学资料)[②]	限度(%)
醋酸	0.5	1,1-二乙氧基丙烷	
丙酮	0.5	1,1-二甲氧基甲烷	
甲氧基苯	0.5	2,2,-二甲氧基丙烷	
正丁醇	0.5	异辛烷	
仲丁醇	0.5	异丙醚	
乙酸丁酯	0.5	甲基异丙基酮	
叔丁基甲基醚	0.5	甲基四氢呋喃	
二甲基亚砜	0.5	石油醚	

续表

第三类溶剂(药品 GMP 或其他质量要求限制使用)	限度(%)	第四类溶剂(尚无足够毒理学资料)[②]	限度(%)
乙醇	0.5	三氯乙酸	
乙酸乙酯	0.5	三氟乙酸	
乙醚	0.5		
甲酸乙酯	0.5		
甲酸	0.5		
正庚烷	0.5		
乙酸异丁酯	0.5		
乙酸异丙酯	0.5		
乙酸甲酯	0.5		
3-甲基-1-丁醇	0.5		
丁酮	0.5		
异丁醇	0.5		
正戊烷	0.5		
正戊醇	0.5		
正丙醇	0.5		
异丙醇	0.5		
乙酸丙酯	0.5		
三乙胺	0.5		

注:[①]通常含有60%间二甲苯,14%对二甲苯,9%邻二甲苯和17%乙苯。
　　[②]药品生产企业在使用时应提供该类溶剂在制剂中残留水平的合理性论证报告。

本法照气相色谱法(通则0521)测定。

(一) 色谱柱

1. 毛细管柱　除另有规定外,极性相近的同类色谱柱之间可以互换使用。

(1) 非极性色谱柱:固定液为100%的二甲基聚硅氧烷的毛细管柱。

(2) 极性色谱柱：固定液为聚乙二醇(PEG‐20M)的毛细管柱。

(3) 中极性色谱柱：固定液为(35％)二苯基‐(65％)甲基聚硅氧烷、(50％)二苯基‐(50％)二甲基聚硅氧烷、(35％)二苯基‐(65％)二甲基聚硅氧烷、(14％)氰丙基苯基‐(86％)二甲基聚硅氧烷、(6％)氰丙基苯基‐(94％)二甲基聚硅氧烷的毛细管柱等。

(4) 弱极性色谱柱：固定液为(5％)苯基‐(95％)甲基聚硅氧烷、(5％)二苯基‐(95％)二甲基硅氧烷共聚物的毛细管柱等。

2. 填充柱 以直径为 0.18～0.25 mm 的二乙烯苯‐乙基乙烯苯型高分子多孔小球或其他适宜的填料作为固定相。

(二) 系统适用性试验

(1) 用待测物的色谱峰计算，毛细管色谱柱的理论板数一般不低于5 000；填充柱的理论板数一般不低于 1 000。

(2) 色谱图中，待测物色谱峰与其相邻色谱峰的分离度应大于 1.5。

(3) 以内标法测定时，对照品溶液连续进样 5 次，所得待测物与内标物峰面积之比的相对标准偏差(RSD)应不大于 5％；若以外标法测定，所得待测物峰面积的 RSD 应不大于 10％。

(三) 供试品溶液的制备

1. 顶空进样 除另有规定外，精密称取供试品 0.1～1 g；通常以水为溶剂；对于非水溶性药物，可采用 N,N‐二甲基甲酰胺、二甲基亚砜或其他适宜溶剂；根据供试品和待测溶剂的溶解度，选择适宜的溶剂，且应不干扰待测溶剂的测定。根据各品种项下残留溶剂的限度规定配制供试品溶液，其浓度应满足系统定量测定的需要。

2. 溶液直接进样 精密称取供试品适量，用水或合适的有机溶剂使溶解；根据各品种项下残留溶剂的限度规定配制供试品溶液，其浓度应满足系统定量测定的需要。

对照品溶液的制备：精密称取各品种项下规定检查的有机溶剂适量，采用与制备供试品溶液相同的方法和溶剂制备对照品溶液；如用水作溶剂，一般应先将待测有机溶剂溶解在 50％二甲基亚砜或 N,N‐二甲基甲酰胺溶液中,再用水逐步稀释。若为限度检查,根据残留溶剂的限度规定确定对照品溶液的浓度;若为定量测定,为保证定量结果的准确性,应根据供试品中残留溶剂的实际残留量确定对照品溶液的浓度;通常对照品溶液色谱峰面积不宜超过供试品溶液中对应的残留溶剂色谱峰面积的2倍,同时应根据实际情况调整,并确保浓度在方法学验证的有效范围内。必要时,应重新调整供试品溶液或对照品溶液的浓度。

(四) 测定法

1. 第一法(毛细管柱顶空进样等温法)

(1) 色谱条件:柱温一般为40～100℃;常以氮气为载气,流速为每分钟1.0～2.0 ml(一般适用于内径为0.32 mm或0.25 mm类的色谱柱);以水为溶剂时顶空瓶平衡温度为70～85℃,顶空瓶平衡时间通常为30～60 min;进样口温度为200℃;如采用火焰离子化检测器(FID),温度为250℃。

(2) 测定法:取对照品溶液和供试品溶液,分别连续进样不少于2次,测定待测峰的峰面积。

对色谱图中未知有机溶剂的鉴别,可参考《中国药典》0861残留溶液测定法中的附表2进行初筛。

2. 第二法(毛细管柱顶空进样程序升温法)

(1) 色谱条件:柱温一般先在40℃维持8 min,再以每分钟8℃的升温速率升至120℃,维持10 min;以氮气为载气,流速为每分钟2.0 ml;以水为溶剂时顶空瓶平衡温度为70～85℃,顶空瓶平衡时间通常为30～60 min;进样口温度为200℃;如采用FID检测器,进样口温度为250℃。

具体到某个品种的残留溶剂检查时,可根据该品种项下残留溶剂的组成调整升温程序。

(2) 测定法:取对照品溶液和供试品溶液,分别连续进样不少于2次,测定待测峰的峰面积。

对色谱图中未知有机溶剂的鉴别,可参考《中国药典》0861残留溶液测定法中的附表3进行初筛。

3. 第三法(溶液直接进样法)　可采用填充柱,亦可采用适宜极性的毛细管柱。

测定法：取对照品溶液和供试品溶液，分别连续进样 2～3 次，测定待测物的峰面积。

(五) 计算法

1. 限度检查　除另有规定外，按各品种项下规定的供试品溶液浓度测定。以内标法测定时，供试品溶液所得被测溶剂峰面积与内标峰面积之比不得大于对照品溶液的相应比值。以外标法测定时，供试品溶液所得被测溶剂峰面积不得大于对照品溶液的相应峰面积。

2. 定量测定　按内标法或外标法计算各残留溶剂的量。

【附注】：

（1）当需要检查有机溶剂的数量不多，且极性差异较小时，可采用等温法。当需要检查的有机溶剂数量较多，且极性差异较大时，可采用程序升温法。

（2）除另有规定外，顶空条件的选择：①应根据供试品中残留溶剂的沸点选择顶空平衡温度。对沸点较高的残留溶剂，通常选择较高的平衡温度；但此时应兼顾供试品的热分解特性，尽量避免供试品产生的挥发性热分解产物对测定的干扰。②顶空平衡时间一般为 30～45 min，以保证供试品溶液的气-液两相有足够的时间达到平衡。顶空平衡时间通常不宜过长，如超过 60 min，可能引起顶空瓶的气密性变差，导致定量准确性的降低。③对照品溶液与供试品溶液必须使用相同的顶空条件。

（3）定量方法的验证：当采用顶空进样时，供试品与对照品处于不完全相同的基质中，故应考虑气液平衡过程中的基质效应（供试品溶液与对照品溶液组成差异对顶空气液平衡的影响）。由于标准加入法可以消除供试品溶液基质与对照品溶液基质不同所致的基质效应的影响，故通常采用标准加入法验证定量方法的准确性；当标准加入法与其他定量方法的结果不一致时，应以标准加入法的结果为准。

（4）干扰峰的排除：供试品中的未知杂质或其挥发性热降解物易对残留溶剂的测定产生干扰。干扰作用包括在测定的色谱系统中未知杂质或其挥发性热降解物与待测物的保留值相同（共出峰）；或热降解产物与待测物的结构相同（如甲氧基热裂解产生甲醇）。当测定的残留溶剂超出限度，但未能确定供试品中是否有未知杂质或其挥发性热降解物对测定有干扰作用时，应通过试验排除干扰作用的存在。对第一类干扰作用，通常采用在另一种极性不同的色谱柱系统中对相同供试品再进行测定，比较不同色谱系统中测定结果的方法。如两者结果一致，则可以排除测定中有共出峰的干扰；如两者结果不一致，则表明测定中有共出峰的干扰。对第二类干扰作用，通常要通过测定已知不含该溶剂的对照样品来加以判断。

（5）含氮碱性化合物的测定：普通气相色谱仪中的不锈钢管路、进样器的衬管等对有机胺等含氮碱性化合物具有较强的吸附作用，致使其检出灵敏度降低，应采用惰性的硅钢材料或镍钢材料管路；采用溶液直接进样法测定时，供试品溶液应不呈酸性，以免待测物与酸反应后不易汽化。

通常采用弱极性的色谱柱或其填料预先经碱处理过的色谱柱分析含氮碱性化合物，如果采用胺分析专用柱进行分析，效果更好。

对不宜采用气相色谱法测定的含氮碱性化合物，可采用其他方法如离子色谱法等测定。

（6）检测器的选择：对含卤素元素的残留溶剂如三氯甲烷等，采用电子捕获检测器（ECD），易得到高的灵敏度。

（7）由于不同的实验室在测定同一供试品时可能采用了不同的实验方法，当测定结果处于合格与不合格边缘时，以采用内标法或标准加入法为准。

（8）顶空平衡温度一般应低于溶解供试品所用溶剂的沸点 10 ℃ 以下，能满足检测灵敏度即可；对于沸点过高的溶剂，如甲酰胺、2-甲氧基乙醇、2-乙氧基乙醇、乙二醇、N-甲基吡咯烷酮等，用顶空进样测定的灵敏度不如直接进样，一般不宜用顶空进样方式测定。

附录2 | 药物质量分析与分析方法评价指导原则

一、分析方法验证指导原则(《中国药典》2020 年版四部通则 9101)

分析方法验证(analytical method validation)的目的是证明建立的方法适合于相应检测要求。在建立药品质量标准、变更药品生产工艺或制剂组分、修订原分析方法时,需对分析方法进行验证。生物制品质量控制中采用的方法包括理化分析方法和生物学测定方法,其中理化分析方法的验证原则与化学药品基本相同,所以可参照本指导原则进行,但在进行具体验证时还需要结合生物制品的特点考虑;相对于理化分析方法而言,生物学测定方法存在更多的影响因素。因此,本指导原则不涉及生物学测定方法验证的内容。

验证的分析项目有:鉴别试验、杂质测定(限度或定量分析)、含量测定(包括特性参数和含量/效价测定,其中特性参数如药物溶出度、释放度等)。

验证的指标:专属性、准确度、精密度(包括重复性、中间精密度和重现性)、检测限、定量限、线性、范围和耐用性。在分析方法验证中,须用标准物质进行试验。由于分析方法具有各自的特点,并随分析对象而变化。因此,需要视具体情况拟订验证的指标。表附-2 中列出的分析项目和相应的验证指标可供参考。

表附-2　检验项目与验证指标

比较项	鉴别	杂质检查		含量测定
		定量	限度	
专属性[②]	+	+	+	+
准确度	−	+	−	+
精密度:(1) 重复性	−	+	−	+
（2) 中间精密度	−	+[①]	−	+[①]

续表

比较项	鉴别	杂质检查		含量测定
		定量	限度	
检测限	−	− ③	+	−
定量限	−	+	−	−
线性	−	+	−	+
范围	−	+	−	+
耐用性	+	+	+	+

注:① 已有重现性验证,不需验证中间精密度。

② 如一种方法不够专属,可用其他分析方法予以补充。

③ 视具体情况予以验证。

方法验证内容如下文所述。

(一) 专属性

专属性系指在其他成分(如杂质、降解产物、辅料等)可能存在下,采用的分析方法能正确测定出被测物的能力。鉴别反应、杂质检查和含量测定方法,均应考察其专属性。如方法专属性不强,应采用一种或多种不同原理的方法予以补充。

1. **鉴别反应**　应能区分可能共存的物质或结构相似的化合物。不含被测成分的供试品,以及结构相似或组分中的有关化合物,应均呈阴性反应。

2. **含量测定和杂质测定**　采用的色谱法和其他分离方法,应附代表性图谱,以说明方法的专属性,并应标明诸成分在图中的位置,色谱法中的分离度应符合要求。

在杂质对照品可获得的情况下,对于含量测定,试样中可加入杂质或辅料,考察测定结果是否受干扰,并可与未加杂质或辅料的试样比较测定结果。对于杂质检查,也可向试样中加入一定量的杂质,考察杂质之间能否得到分离。

在杂质或降解产物不能获得的情况下,可将含有杂质或降解产物的试样进行测定,与另一个经验证的方法或药典方法比较结果。也可用强光照射、高温、高湿、酸(碱)水解或氧化的方法进行强制破坏,以研究可能的降解产物和降解途径对含量测定和杂质测定的影响。含量测定方法应比对两种方法的结果,杂质检查应比对检出的杂质个数,必要时可采用光电二极管阵列检测和质谱检测,进行峰纯度检查。

(二) 准确度

准确度系指用所建立方法测定的结果与真实值或参比值接近的程度,一般用回收率(％)表示。准确度应在规定的线性范围内试验。准确度也可由所测定的精密度、线性和专属性推算出来。

在规定范围内,取同一浓度(相当于100％浓度水平)的供试品,用至少6份样品的测定结果进行评价;或设计至少3种不同浓度,每种浓度分别制备至少3份供试品溶液进行测定,用至少9份样品的测定结果进行评价,且浓度的设定应考虑样品的浓度范围。两种方法的选定应考虑分析的目的和样品的浓度范围。

1. **化学药含量测定方法的准确度**　原料药可用已知纯度的对照品或供试品进行测定,或用所测定结果与已知准确度的另一个方法测定的结果进行比较。制剂可在处方量空白辅料中,加入已知量被测物对照品进行测定。如不能得到制剂辅料的全部组分,可向待测制剂中加入已知量的被测物进行测定,或用所建立方法的测定结果与已知准确度的另一个方法测定结果进行比较。

2. **化学药杂质定量测定的准确度**　可向原料药或制剂中加入已知量杂质对照品进行测定。如不能得到杂质对照品,可用所建立的方法与另一成熟方法(如药典标准方法或经过验证的方法)的测定结果进行比较。

3. **中药化学成分测定方法的准确度**　可用已知纯度的对照品进行加样回收率测定,即向已知被测成分含量的供试品中再精密加入一定量的已知纯度的被测成分对照品,依法测定。用实测值与供试品中含有量之差,除以加入对照品量计算回收率。在加样回收试验中须注意对照品的加入量与供试品中被测成分含有量之和必须在标准曲线线性范围之内;加入的对照品的量要适当,过小则引起较大的相对误差,过大则干扰成分相对减少,真实性差。

4. **数据要求**　对于化学药应报告已知加入量的回收率(％),或测定结

果平均值与真实值之差及其相对标准偏差或置信区间（置信度一般为
95%）；对于中药应报告供试品取样量、供试品中含有量、对照品加入量、测
定结果和回收率（%）计算值，以及回收率（%）的相对标准偏差（RSD）（%）
或置信区间。样品中待测定成分含量和回收率限度关系可参考表附-3。在
基质复杂、组分含量低于 0.01% 及多成分等分析中，回收率限度可适当
放宽。

表附-3　样品中待测定成分含量和回收率限度

待测定成分含量			待测定成分质量分数(g/g)	回收率限度(%)
(%)	(ppm 或 ppb)	(mg/g 或 µg/g)		
100	—	1 000 mg/g	1.0	98~101
10	100 000 ppm	100 mg/g	0.1	95~102
1	10 000 ppm	10 mg/g	0.01	92~105
0.1	1 000 ppm	1 mg/g	0.001	90~108
0.01	100 ppm	100 µg/g	0.000 1	85~110
0.001	10 ppm	10 µg/g	0.000 01	80~115
0.000 1	1 ppm	1 µg/g	0.000 001	75~120
	10 ppb	0.01 µg/g	0.000 000 01	70~125

（三）精密度

精密度系指在规定的测定条件下，同一份均匀供试品，经多次取样测定所
得结果之间的接近程度。精密度一般用偏差、标准偏差或相对标准偏差表示。

在相同条件下，由同一个分析人员测定所得结果的精密度称为重复性；
在同一实验室内的条件改变，如不同时间、不同分析人员、不同设备等测定
结果之间的精密度，称为中间精密度；不同实验室测定结果之间的精密度，
称为重现性。

含量测定和杂质的定量测定应考察方法的精密度。

1. **重复性**　在规定范围内，取同一浓度（分析方法拟定的样品测定浓
度，相当于 100% 浓度水平）的供试品，用至少 6 份的测定结果进行评价；或
设计至少 3 种不同浓度，每种浓度分别制备至少 3 份供试品溶液进行测定，

用至少 9 份样品的测定结果进行评价。采用至少 9 份测定结果进行评价时，浓度的设定应考虑样品的浓度范围。

2. **中间精密度**   考察随机变动因素，如不同日期、不同分析人员、不同仪器对精密度的影响，应进行中间精密度试验。

3. **重现性**   国家药品质量标准采用的分析方法，应进行重现性试验，如通过不同实验室协同检验获得重现性结果。协同检验的目的、过程和重现性结果均应记载在起草说明中。应注意重现性试验所用样品质量的一致性及储存运输中的环境对该一致性的影响，以免影响重现性试验结果。

4. **数据要求**   均应报告标准偏差、相对标准偏差或置信区间。样品中待测定成分含量和精密度相对标准差（RSD）可接受范围参考表附-4（可接受范围可在给出数值 0.5～2 倍区间，计算公式，重复性：$RSD_r = C^{-0.15}$；重现性：$RSD_R = 2C^{-0.15}$ 其中 C 为待测定成分含量）。在基质复杂、组分含量低于 0.01% 及多成分等分析中，精密度限度可适当放宽。

表附-4   样品中待测定成分的含量与精密度可接受范围关系

待测定成分含量			待测定成分质量分数（g/g）	重复性 RSD_r（%）	重现性 RSD_R（%）
%	ppm 或 ppb	mg/g 或 μg/g			
100	—	1 000 mg/g	1.0	1	2
10	100 000 ppm	100 mg/g	0.1	1.5	3
1	10 000 ppm	10 mg/g	0.01	2	4
0.1	1 000 ppm	1 mg/g	0.001	3	6
0.01	100 ppm	100 μg/g	0.000 1	4	8
0.001	10 ppm	10 μg/g	0.000 01	6	11
0.000 1	1 ppm	1 μg/g	0.000 001	8	16
	10 ppb	0.01 μg/g	0.000 000 01	15	32

（四）检测限

检测限系指试样中被测物能被检测出的最低量。检测限仅作为限度试验指标和定性鉴别的依据，没有定量意义。常用的方法如下。

1. **直观法**　用已知浓度的被测物,试验出能被可靠地检测出的最低浓度或量。

2. **信噪比法**　用于能显示基线噪声的分析方法,即把已知低浓度试样测出的信号与空白样品测出的信号进行比较,计算出能被可靠地检测出的被测物质最低浓度或量。一般以信噪比为3∶1时相应浓度或注入仪器的量确定检测限。

3. **基于响应值标准偏差和标准曲线斜率法**

按照"$LOD = 3.3\,\delta/S$"公式计算。式中 LOD 为检测限;δ 为响应值的偏差;S 为标准曲线的斜率。δ 可以通过下列方法测得:①测定空白值的标准偏差;②标准曲线的剩余标准偏差或是截距的标准偏差。

4. **数据要求**　上述计算方法获得的检测限数据须用含量相近的样品进行验证。应附测定图谱,说明试验过程和检测限结果。

（五）定量限

定量限系指试样中被测物能被定量测定的最低量,其测定结果应符合准确度和精密度的要求。对微量或痕量药物分析、定量测定药物杂质或降解产物时,应确定方法的定量限。常用的方法如下。

1. **直观法**　用已知浓度的被测物,试验出能被可靠地定量测定的最低浓度或量。

2. **信噪比法**　用于能显示基线噪声的分析方法。即将已知低浓度试样测出的信号与空白样品测出的信号进行比较,计算出能被可靠地定量的被测物质的最低浓度或量。一般以信噪比为10∶1时相应浓度或注入仪器的量确定检测限。

3. **基于响应值标准偏差和标准曲线斜率法**　按照"$LOQ = 10\delta/S$"公式计算。式中 LOQ 为定量限;δ 为响应值的偏差;S 为标准曲线的斜率。δ 可以通过下列方法测得:①测定空白值的标准偏差;②常用标准曲线的剩余标准偏差或是截距的标准偏差。

4. **数据要求**　上述计算方法获得的定量限数据须用含量相近的样品进行验证。应附测定图谱,说明试验过程和定量限结果,包括准确度和精密度验证数据。

（六）线性

线性系指在设计的范围内，线性试验结果与试样中被测物浓度直接呈正比关系的能力。

应在设计的范围内测定线性关系。可用同一对照品贮备液经精密稀释，或分别精密称取对照品，制备一系列对照品溶液的方法进行测定，至少制备 5 个不同浓度水平。以测得的响应信号作为被测物浓度的函数作图，观察是否呈线性，再用最小二乘法进行线性回归。必要时，响应信号可经数学转换，再进行线性回归计算，或者可采用描述溶液-响应关系的非线性模型。

数据要求：应列出回归方程、相关系数、残差平方和及线性图。

（七）范围

范围系指分析方法能达到精密度、准确度和线性要求时的高低限浓度或量的区间。

范围应根据分析方法的具体应用及其线性、准确度、精密度结果和要求确定。原料药和制剂含量测定，范围一般为测定浓度的 80％～120％；制剂含量均匀度检查，范围应为测定浓度的 70％～130％，特殊剂型，如气雾剂和喷雾剂，范围可适当放宽；溶出度或释放度中的溶出量测定，范围一般为限度的±30％；如规定了限度范围，则应为下限的－20％至上限的＋20％；杂质测定，范围应根据初步实际测定数据，拟定为规定限度的±20％。如果一个试验同时进行含量测定和纯度检查，且仅使用 100％的对照品，线性范围应覆盖杂质的报告水平至规定含量的 120％。

在中药分析中，范围应根据分析方法的具体应用和线性、准确度、精密度结果及要求确定。对于有毒的、具特殊功效或药理作用的成分，其验证范围应大于被限定含量的区间。溶出度或释放度中的溶出量测定，范围一般为限度的±30％。

（八）耐用性

耐用性系指在测定条件有小的变动时，测定结果不受影响的承受程度，为所建立的方法用于常规检验提供依据。开始研究分析方法时,就应考虑其耐用性。如果测试条件要求苛刻,则应在方法中写明,并注明可以接受变动的范围,可以先采用均匀设计确定主要影响因素,再通过单因素分析等确定变动范围。典型的变动因素有:被测溶液的稳定性、样品的提取次数及时间等。液相色谱法中典型的变动因素有:流动相的组成和 pH 值、不同品牌或不同批号的同类型色谱柱、柱温及流速等。气相色谱变动因素有:不同厂牌或批号的色谱柱、固定相、不同类型的担体、载气流速、柱温、进样口和检测器温度等。

　　经试验,测定条件小的变动应能满足系统适用性试验要求,以确保方法的可靠性。

二、原料药物与制剂稳定性试验指导原则(《中国药典》2020 年版四部通则 9001)

　　稳定性试验的目的是考察原料药物或制剂在温度、湿度、光线的影响下随时间变化的规律,为药品的生产、包装、储存、运输条件提供科学依据,同时通过试验建立药品的有效期。

　　稳定性试验的基本要求如下。

　　(1) 稳定性试验包括影响因素试验、加速试验与长期试验。影响因素试验用 1 批原料药物或 1 批制剂进行;如果试验结果不明确,则应加试 2 个批次样品。生物制品应直接使用 3 个批次。加速试验与长期试验要求用 3 批供试品进行。

　　(2) 原料药物供试品应是一定规模生产的。供试品量相当于制剂稳定性试验所要求的批量,原料药物合成工艺路线、方法、步骤应与大生产一致。药物制剂供试品应是放大试验的产品,其处方与工艺应与大生产一致。每批放大试验的规模,至少是中试规模。大体积包装的制剂,如静脉输液等,每批放大规模的数量通常应为各项试验所需总量的 10 倍。特殊品种及特殊剂型所需数量,根据情况另定。

　　(3) 加速试验与长期试验所用供试品的包装应与拟上市产品一致。

　　(4) 研究药物稳定性,要采用专属性强、准确、精密、灵敏的药物分析方法与有关物质(含降解产物及其他变化所生成的产物)的检查方法,并对方法进行验证,以保证药物稳定性试验结果的可靠性。在稳定性试验中,应重视降解产物的检查。

(5) 若放大试验比规模生产的数量要小,申报者应承诺在获得批准后,从放大试验转入规模生产时,对最初通过生产验证的 3 批规模生产的产品进行加速试验与长期稳定性试验。

(6) 对包装在有通透性容器内的药物制剂应当考虑药物的湿敏感性或可能的溶剂损失。

(7) 制剂质量的"显著变化"通常定义为:①含量与初始值相差 5%;或采用生物或免疫法测定时效价不符合规定。②降解产物超过标准限度要求。③外观、物理常数、功能试验(如颜色、相分离、再分散性、粘结、硬度、每揿剂量)等不符合标准要求。④pH 值不符合规定。⑤12 个制剂单位的溶出度不符合标准的规定。

本指导原则分两部分,第一部分为原料药物,第二部分为药物制剂。

(一) 原料药物

原料药物要进行以下试验。

1. 影响因素试验   此项试验是在比加速试验更激烈的条件下进行。其目的是探讨药物的固有稳定性、了解影响其稳定性的因素及可能的降解途径与降解产物,为制剂生产工艺、包装、储存条件和建立降解产物分析方法提供科学依据。将供试品置适宜的开口容器中(如称量瓶或培养皿),分散放置,厚度不超过 3 mm(疏松原料药可略厚)。当试验结果发现降解产物有明显的变化,应考虑其潜在的危害性,必要时应对降解产物进行定性或定量分析。

(1) 高温试验:供试品开口置适宜的恒温设备中,设置温度一般高于加速试验温度 10 ℃以上,考察时间点应基于原料药本身的稳定性及影响因素试验条件下稳定性的变化趋势设置。通常可设定为 0 天、5 天、10 天、30 天等取样,按稳定性重点考察项目进行检测。若供试品质量有明显变化,则适当降低温度试验。

(2) 高湿试验:供试品开口置恒湿密闭容器中,在 25 ℃分别于相对湿度

(90±5)%条件下放置 10 天,于第 5 天和第 10 天取样,按稳定性重点考察项目要求检测,同时准确称量试验前后供试品的重量,以考察供试品的吸湿潮解性能。若吸湿增重 5% 以上,则在相对湿度(75±5)%条件下,同法进行试验;若吸湿增重 5% 以下,其他考察项目符合要求,则不再进行此项试验。恒湿条件可在密闭容器,如干燥器下部放置饱和盐溶液,根据不同相对湿度的要求,可以选择 NaCl 饱和溶液[相对湿度(75±1)%, 15.5～60 ℃],KNO₃饱和溶液(相对湿度 92.5%,25 ℃)。

(3) 强光照射试验:供试品开口放在光照箱或其他适宜的光照装置内,可选择输出相似于 $D65/ID65$ 发射标准的光源,或同时暴露于冷白荧光灯和近紫外灯下,在照度为(4 500±500)lx 的条件下,且光源总照度应不低于 $1.2×10^6$ lx・h,近紫外灯能量不低于 200 W・h/m²,于适宜时间取样,按稳定性重点考察项目进行检测,特别要注意供试品的外观变化。

关于光照装置,建议采用定型设备"可调光照箱",也可用光橱,在箱中安装相应光源使达到规定照度。箱中供试品台高度可以调节,箱上方安装抽风机以排除可能产生的热量,箱上配有照度计,可随时监测箱内照度,光照箱应不受自然光的干扰,并保持照度恒定,同时防止尘埃进入光照箱内。

此外,根据药物的性质必要时可设计试验,原料药在溶液或混悬液状态时,或在较宽 pH 值范围探讨 pH 值与氧及其他条件对药物稳定性的影响,并研究分解产物的分析方法。创新药物应对分解产物的性质进行必要的分析。冷冻保存的原料药物,应验证其在多次反复冻融条件下产品质量的变化情况。在加速或长期放置条件下已证明某些降解产物并不形成,则可不必再做降解产物检查。

2. **加速试验**　此项试验是在加速条件下进行。其目的是通过加速药物的化学或物理变化,探讨药物的稳定性,为制剂设计、包装、运输、储存提供必要的资料。供试品在温度(40±2)℃、相对湿度(75±5)%的条件下放置 6 个月。所用设备应能控制温度±2 ℃、相对湿度±5%,并能对真实温度与湿度进行监测。在至少包括初始和末次等的 3 个时间点(如 0 个月、3 个月、6 个月)取样,按稳定性重点考察项目检测。如在(25±2)℃、相对湿度(60±5)%条件下进行长期试验,当加速试验 6 个月中任何时间点的质量发生了显著变化,则应进行中间条件试验。中间条件为(30±2)℃、相对湿度(65±5)%,建议的考察时间为 12 个月,应包括所有的稳定性重点考察项目,检测至少包括初始和末次等的 4 个时间点(如 0 个月、6 个月、9 个月、12 个月)。

对温度特别敏感的药物,预计只能在冰箱中(5±3)℃保存,此种药物的加速试验,可在温度(25±2)℃、相对湿度(60±5)%的条件下进行,时间为 6 个月。

对拟冷冻贮藏的药物,应对一批样品在(5±3)℃或(25±2)℃条件下放置适当的时间进行试验,以了解短期偏离标签储藏条件(如运输或搬运时)对药物的影响。

3. **长期试验**   长期试验是在接近药物的实际贮存条件下进行,其目的是为制定药物的有效期提供依据。供试品在温度(25±2)℃,相对湿度(60±5)%的条件下放置 12 个月,或在温度(30±2)℃、相对湿度(65±5)%的条件下放置 12 个月,这是从我国南方与北方气候的差异考虑的,至于上述两种条件选择哪一种由研究者确定。每 3 个月取样一次,分别于 0 个月、3 个月、6 个月、9 个月、12 个月取样按稳定性重点考察项目进行检测。12 个月以后,仍需继续考察的,根据产品特性,分别于 18 个月、24 个月、36 个月等,取样进行检测。将结果与 0 个月比较,以确定药物的有效期。由于实验数据的分散性,一般应按 95%可信限进行统计分析,得出合理的有效期。如 3 批统计分析结果差别较小,则取其平均值为有效期,若差别较大则取其最短的为有效期。如果数据表明,测定结果变化很小,说明药物是很稳定的,则不作统计分析。

对温度特别敏感的药物,长期试验可在温度(5±3)℃的条件下放置 12 个月,按上述时间要求进行检测,12 个月以后,仍需按规定继续考察,制订在低温贮存条件下的有效期。

对拟冷冻贮藏的药物,长期试验可在温度(-20±5)℃的条件下至少放置 12 个月进行考察。

长期试验采用的温度为(25±2)℃、相对湿度为(60±5)%,或温度(30±2)℃、相对湿度(65±5)%,是根据国际气候带制定的。国际气候带见表附-5。

表附-5　国际气候带

气候带	计算数据			推算数据	
	温度[①](℃)	MKT[②](℃)	RH(%)	温度(℃)	RH(%)
Ⅰ温带	20.0	20.0	42	21	45
Ⅱ地中海气候、亚热带	21.6	22.0	52	25	60
Ⅲ干热带	26.4	27.9	35	30	35
Ⅳ湿热带	26.7	27.4	76	30	70

注：[①] 记录温度；

　　[②] MKT 为平均动力学温度。

　　温带主要有英国、北欧、加拿大、俄罗斯；亚热带有美国、日本、西欧（葡萄牙—希腊）；干热带有伊朗、伊拉克、苏丹；湿热带有巴西、加纳、印度尼西亚、尼加拉瓜、菲律宾。中国总体来说属亚热带，部分地区属湿热带，故长期试验采用温度为（25±2）℃、相对湿度为（60±5）％，或温度（30±2）℃、相对湿度（65±5）％，与美、日、欧国际协调委员会（ICH）采用条件基本是一致的。

　　原料药物进行加速试验与长期试验所用包装应采用模拟小桶，但所用材料与封装条件应与大桶一致。

（二）药物制剂

　　药物制剂稳定性研究，首先应查阅原料药物稳定性有关资料，特别了解温度、相对湿度、光线对原料药物稳定性的影响，并在处方筛选与工艺设计过程中，根据主药与辅料性质，参考原料药物的试验方法，进行影响因素试验、加速试验与长期试验。

　　1. 影响因素试验　药物制剂进行此项试验的目的是考察制剂处方的合理性与生产工艺及包装条件。供试品用 1 批进行，将供试品如片剂、胶囊剂、注射剂（注射用无菌粉末如为西林瓶装，不能打开瓶盖，以保持严封的完整性），除去外包装，并根据试验目的和产品特性考虑是否除去内包装，置适宜的开口容器中，进行高温试验、高湿试验与强光照射试验，试验条件、方法、取样时间与原料药相同,重点考察项目见附表。

对于需冷冻保存的中间产物或药物制剂,应验证其在多次反复冻融条件下产品质量的变化情况。

2. **加速试验** 此项试验是在加速条件下进行,其目的是通过加速药物制剂的化学或物理变化,探讨药物制剂的稳定性,为处方设计、工艺改进、质量研究、包装改进、运输、储存提供必要的资料。供试品在温度(40±2)℃、相对湿度(75±5)%的条件下放置 6 个月。所用设备应能控制温度±2℃、相对湿度±5%,并能对真实温度与湿度进行监测。在至少包括初始和末次等的 3 个时间点(如 0 个月、3 个月、6 个月)取样,按稳定性考察项目检测。如在(25±2)℃、相对湿度(60±5)%条件下进行长期试验,当加速试验 6 个月中任何时间点的质量发生了显著变化,则应进行中间条件试验。中间条件为(30±2)℃、相对湿度(65±5)%,建议的考察时间为 12 个月,应包括所有的稳定性重点考察项目,检测至少包括初始和末次等的 4 个时间点(如 0 个月、6 个月、9 个月、12 个月)。溶液剂、混悬剂、乳剂、注射液等含有水性介质的制剂可不要求相对湿度。试验所用设备与原料药物相同。

对温度特别敏感的药物制剂,预计只能在冰箱(5±3)℃内保存使用,此类药物制剂的加速试验,可在温度(25±2)℃、相对湿度(60±5)%的条件下进行,时间为 6 个月。

对拟冷冻储藏的制剂,应对一批样品在(5±3)℃或(25±2)℃条件下放置适当的时间进行试验,以了解短期偏离标签贮藏条件(如运输或搬运时)对制剂的影响。

乳剂、混悬剂、软膏剂、乳膏剂、糊剂、凝胶剂、眼膏剂、栓剂、气雾剂、泡腾片及泡腾颗粒宜直接采用温度(30±2)℃、相对湿度(65±5)%的条件进行试验,其他要求与上述相同。

对于包装在半透性容器中的药物制剂,例如低密度聚乙烯制备的输液袋、塑料安瓿、眼用制剂容器等,则应在温度(40±2)℃、相对湿度(25±5)%的条件(可用 $CH_3COOK \cdot 1.5H_2O$ 饱和溶液)进行试验。

3. **长期试验** 长期试验是在接近药品的实际贮存条件下进行,其目的是为制订药品的有效期提供依据。供试品在温度(25±2)℃、相对湿度(60±5)%的条件下放置 12 个月,或在温度(30±2)℃、相对湿度(65±5)%

的条件下放置 12 个月。至于上述两种条件选择哪一种由研究者确定。每
3 个月取样一次,分别于 0 个月、3 个月、6 个月、9 个月、12 个月取样,按稳
定性重点考察项目进行检测。12 个月以后,仍需继续考察的,分别于 18
个月、24 个月、36 个月取样进行检测。将结果与 0 个月比较以确定药品的
有效期。由于实测数据的分散性,一般应按 95% 可信限进行统计分析,得
出合理的有效期。如 3 批统计分析结果差别较小,则取其平均值为有效期
限。若差别较大,则取其最短的为有效期。数据表明很稳定的药品,不作
统计分析。

对温度特别敏感的药品,长期试验可在温度(5±3)℃的条件下放置 12
个月,按上述时间要求进行检测,12 个月以后,仍需按规定继续考察,制订在
低温储存条件下的有效期。

对拟冷冻储藏的制剂,长期试验可在温度(−20±5)℃的条件下至少放
置 12 个月,货架期应根据长期试验放置条件下实际时间的数据而定。

对于包装在半透性容器中的药物制剂,则应在温度(25±2)℃、相对湿
度(40±5)%,或(30±2)℃、相对湿度(35±5)%的条件进行试验,至于上述
两种条件选择哪一种由研究者确定。

对于所有制剂,应充分考虑运输路线、交通工具、距离、时间、条件(温
度、相对湿度、振动情况等)、产品包装(外包装、内包装等)、产品放置和温度
监控情况(监控器的数量、位置等)等对产品质量的影响。

此外,有些药物制剂还应考察临用时配制和使用过程中的稳定性。例
如,应对配制或稀释后使用、在特殊环境(如高原低压、海洋高盐雾等环境)
使用的制剂开展相应的稳定性研究,同时还应对药物的配伍稳定性进行研
究,为说明书/标签上的配制、储藏条件和配制或稀释后的使用期限提供
依据。

4. 稳定性重点考察项目　原料药物及主要剂型的重点考察项目见附
表,表中未列入的考察项目及剂型,可根据剂型及品种的特点制订。对于缓
控释制剂、肠溶制剂等应考察释放度等,微粒制剂应考察粒径、或包封率、或
泄漏率等(表附-6)。

表附-6　原料药及制剂稳定性重点考察项目参考表

剂型	稳定性重点考察项目	剂型	稳定性重点考察项目
原料药	性状、熔点、含量、有关物质、吸湿性以及根据品种性质选定的考察项目	凝胶剂	性状、均匀性、含量、有关物质、粒度、乳胶剂应检查分层现象
片剂	性状、含量、有关物质、崩解时限或溶出度或释放度	眼用制剂	如为溶液应考察性状、可见异物、含量、pH值、有关物质;如为混悬液还应考察粒度、再分散性;洗眼剂还应考察无菌;眼丸剂应考察粒度与无菌
胶囊剂	性状、含量、有关物质、崩解时限或溶出度或释放度、水分、软胶囊要检查内容物有无沉淀	丸剂	性状、含量、有关物质、溶散时限
注射剂	性状、含量、pH值、可见异物、不溶性微粒、有关物质、	糖浆剂	性状、含量、澄清度、相对密度、有关物质、pH值
栓剂	性状、含量、融变时限、有关物质	口服溶液剂	性状、含量、澄清度、有关物质
软膏剂	性状、均匀性、含量、粒度、有关物质	口服乳剂	性状、含量、分层现象、有关物质
乳膏剂	性状、均匀性、含量、粒度、有关物质、分层现象	口服混悬剂	性状、含量、沉降体积比、有关物质、再分散性
糊剂	性状、均匀性、含量、粒度、有关物质	散剂	性状、含量、粒度、有关物质、外观均匀度
气雾剂（定量）	不同放置位置(正、倒、水平)有关物质、递送剂量均一性、泄漏率	气雾剂(非定量)	不同放置位置(正、倒、水平)有关物质、揿射速率、揿出总量、泄漏率
喷雾剂	不同放置位置(正、倒、水平)有关物质、每喷主药含量、递送剂量均一性(混悬型和乳液型定量鼻用喷雾剂)	颗粒剂	性状、含量、粒度、有关物质、溶化性或溶出度或释放度
吸入气雾剂	不同放置位置(正、倒、水平)有关物质、微细粒子剂量、递送剂量均一性、泄漏率	贴剂(透皮贴剂)	性状、含量、有关物质、释放度、黏附力

续表

剂型	稳定性重点考察项目	剂型	稳定性重点考察项目
吸入喷雾剂	不同放置位置(正、倒、水平)有关物质、微细粒子剂量、递送剂量均一性、pH值、应考察无菌	冲洗剂、洗剂、灌肠剂	性状、含量、有关物质、分层现象(乳状型)、分散性(混悬型)、冲洗剂应考察无菌
吸入粉雾剂	有关物质、微细粒子剂量、递送剂量均一性、水分	搽剂、涂剂、涂膜剂	性状、含量、有关物质、分层现象(乳状型)、分散性(混悬型)、涂膜剂还应考察成膜性
吸入液体制剂	有关物质、微细粒子剂量、递送速率及递送总量、pH值、含量、应考察无菌	耳用制剂	性状、含量、有关物质,耳用散剂、喷雾剂与半固体制剂分别按相关剂型要求检查
鼻用制剂	性状、pH值、含量、有关物质,鼻用散剂、喷雾剂与半固体制剂分别按相关剂型要求检查		

三、药品杂质分析指导原则(《中国药典》2020年版四部通则9102)

　　本原则用于指导化学合成的原料药及其制剂的杂质分析,并供药品研究、生产、质量标准起草和修订参考。本原则不涵盖生物/生物技术制品、肽、寡聚核苷酸、放射性药品、发酵产品与其半合成产品、中药和来源于动植物的粗制品。

　　杂质是药品的关键质量属性,可影响产品的安全性和有效性。药品质量标准中的杂质系指在按照经国家药品监督管理部门依法审查批准的工艺和原辅料生产的药品中,由其生产工艺或原料带入的杂质,或在储存过程中产生的杂质,不包括变更生产工艺或变更原辅料而产生的新杂质,也不包括掺入或污染的外来物质。若药品生产企业变更生产工艺或原辅料引入新的杂质,则需要对原质量标准进行修订,并依法向药品监督管理部门申报批准。药品中不得掺入其组分以外的物质或污染药品。对于假药和劣药,必要时应根据具体情况,采用合适的且经过验证的分析方法予以检测。

1. 杂质的分类　药品杂质通常分为:有机杂质、无机杂质、残留溶剂。有机杂质可在药品的生产或储存中引入,也可由药物与辅料或包装结构的相互作用产生,这些杂质可能是已鉴定或者未鉴定的、挥发性的或非挥发性的,包括起始物、副产物、中间体、降解产物、试剂、配位体和催化剂;其中化学结构与活性成分类似或具渊源关系的有机杂质,通常称为有关物质。无机杂质可能来源于生产过程,如反应试剂、配位体、催化剂、元素杂质、无机盐和其他物质(如过滤介质、活性炭等),一般是已知和确定的。药品中的残留溶剂系指原料药或辅料的生产中,以及制剂制备过程中使用的,但在工艺操作过程中未能完全去除的有机溶剂,一般具有已知的毒性。

由于杂质的种类较多,所以,药品质量标准中检查项下杂质的项目名称,应根据国家药典委员会编写的《国家药品标准工作手册》的要求进行规范。如有机杂质的项目名称可参考下列原则选用。

(1) 检查对象明确为某一物质时,以该杂质的化学名作为检查项目名称,如磷酸可待因中的"吗啡",氯贝丁酯中的"对氯酚",盐酸苯海索中的"哌啶苯丙酮",盐酸林可霉素中的"林可霉素 B"和胰蛋白酶中的"糜蛋白酶"等。如果该杂质的化学名太长,又无通用的简称,可参考螺内酯项下的"巯基化合物"、肾上腺素中的"酮体"、盐酸地芬尼多中的"烯化合物"等,选用相宜的名称。在质量标准起草说明中应写明已明确杂质的结构式。

(2) 检查对象不能明确为某一单一物质,而又仅知为某一类物质时,则其检查项目名称可采用"其他类固醇""其他生物碱""其他氨基酸""还原糖""脂肪酸""芳香第一胺"等。

(3) 未知杂质,可根据杂质性质选用检查项目名称,如"杂质吸光度""易氧化物""易炭化物""不挥发物""挥发性杂质"等。

2. 质量标准中杂质检查项目的确定　新原料药和新制剂中的杂质,应按我国新药申报有关要求和 ICH 新原料药中的杂质(Q3A)和新制剂中的杂质(Q3B)指导原则进行研究,必要时对杂质和降解产物进行安全性评价。新药研制部门对在合成、纯化和储存中实际存在的杂质和潜在的杂质,应采用有效的分离分析方法进行检测。对于表观含量在表附-7鉴定阈值及以上的单个杂质和在鉴定阈值以下但具强烈生物作用的单个杂质或毒性杂质,予以定性或确证其结构。对在药品稳定性试验中出现的降解产物,也应按上述要求进行研究。新药质量标准中的杂质检查项目应包括经质量研究和稳定性考察检出的以及在批量生产中出现的杂质和降解产物,并需制定相应的检查限度。除降解产物和毒性杂质外,原料药中已控制的杂质,制剂中一般不再控制。原料药和制剂中的无机杂质,应根据其生产工艺、起始原料情况确定检查项目,但对于毒性无机杂质,应在质量标准中规定其检查项。药品杂质的报告、鉴定和确证阈值参照 ICH 新原料药中的杂质(Q3A)和新制剂中的杂质(Q3B)指导原则(表附-7)。若制定的阈值高于表附-7阈值,则需进行科学评估;若杂质的毒性很大,应制定更低阈值。

在仿制药的研制和生产中,如发现其杂质谱与其原研药不同或与已有法定质量标准规定不同,需增加新的杂质检查项目时,也应按上述方法进行研究,申报新的质量标准或对原质量标准进行修订,并报药品监督管理部门审批。

多组分药物中共存的异构体一般不作为杂质检查项目,必要时,在质量标准中规定其比例,以保证生产用与申报注册时的原料药一致性。但当共存物质具有毒性时,应作为毒性杂质进行检查。而在单一对映异构体药品中,可能共存的其他对映异构体和非对映异构体应作为杂质检查。

药品多晶型杂质,应参照本药典药品晶型研究及晶型质量控制指导原则(《中国药典》2020年版指导原则9015),确定检查项目。

具有遗传毒性的杂质(又称基因毒性杂质),应参照 ICH 评估和控制药品中 DNA 反应性(致突变)杂质以降低潜在致癌风险指导原则(M7)进行研究,并确定检查项目。

无机杂质参照 ICH 元素杂质指导原则(Q3D)进行研究,并确定检查项目(表附-7)。

表附-7 药品杂质的报告、鉴定和确定阈值

	最大日剂量	报告阈值	鉴定阈值	确证阈值
原料药	≤2 g	0.05%	0.10%或1.0 mgTDI[a]	0.15%或1.0 mgTDI[a]
	>2 g	0.03%	0.05%	0.05%
制剂	≤1 g	0.1%		
	>1 g	0.05%		
	<1 mg		1.0%或5 μgTDI[a]	
	1~10 mg		0.5%或20 μgTDI[a]	
	>10 mg~2 g		0.2%或2 mgTDI[a]	
	>2 g		0.10%	
	<10 mg			1.0%或50 μgTDI[a]
	10~100 mg			0.5%或200 μgTDI[a]
	>100 mg~2 g			0.2%或3 mgTDI[a]
	>2 g			0.15%

注：[a] 取限度低者。

报告阈值（reporting threshold）：超出此阈值的杂质均应在检测报告中报告具体的检测数据。鉴定阈值（identifica tionthreshold）：超出此阈值的杂质均应进行定性分析，确定其化学结构。确证阈值（qualifica tionthreshold）：超出此阈值的杂质均应基于其生物安全性评估数据，确定控制限度。TDI：药品杂质的每日总摄入量（total daily intake）。

　　残留溶剂，应根据生产工艺中所用有机溶剂及其残留情况，参照本药典残留溶剂测定法（通则 0861）和 ICH 残留溶剂指导原则（Q3C），确定检查项目。

　　3. **杂质检查分析方法**　杂质检查应尽量采用现代分离分析手段，用于杂质检测和定量测定的分析方法须按照本药典分析方法验证指导原则（指导原则 9101）和 ICH 指导原则（Q2）进行验证。尤为重要的是，应能证明分析方法具有检测杂质的专属性。

　　研究时，应采用几种不同的分离分析方法或不同检测条件以便比对结果，选择较佳的方法作为列入质量标准的检查方法。杂质检查分析方法的建立，应考虑普遍适用性，所用的仪器和实验材料应容易获得。对于特殊实验材料，应在质量标准中写明。在杂质分析的研究阶

段,将可能存在的杂质、强制降解产物,分别或加入主成分中,配制供试溶液进行色谱分析,优化色谱条件,确定适用性要求,保证方法专属、灵敏。

杂质研究中,应进行杂质的分离纯化制备或合成制备,以供进行安全性和质量研究用。对确实无法获得的杂质,研制部门在药品质量研究资料和药品质量标准起草说明中应写明理由。

在采用现代色谱技术对杂质进行分离分析的情况下,对特定杂质中的已知杂质和毒性杂质,应使用杂质对照品进行定位;如无法获得杂质对照品时,可用相对保留值进行定位。杂质含量可按照色谱法等测定。

对于对映异构体杂质的检测多采用手性色谱法或其他立体选择性方法,应用最为广泛的是手性高效液相色谱法。对于对映异构体杂质检查方法的验证,立体选择性是实验考察的重点。当对映异构体杂质的出峰顺序在前,母体药品在后,则有利于两者的分离和提高检测灵敏度。由于手性色谱法不能直接反映手性药品的光学活性,需要与旋光度或比旋度测定相互补充,以有效控制手性药品的质量。对消旋体药物的质量标准,必要时亦可以设旋光度检查项目。

由于采用色谱法进行杂质限度检查时,受色谱参数设置值的影响较大,有关操作注意事项应在起草说明中写明,必要时,可在质量标准中予以规定。

4. 杂质的限度　药品质量标准对毒性杂质和毒性残留有机溶剂应严格规定限度。杂质限度的制订可参考《中国药典》和 ICH 相关指导原则的要求,考虑如下因素:杂质及含一定限量杂质药品的毒理学和药效学研究数据,原料药的来源,给药途径,每日剂量,给药人群,治疗周期等。

原料药和制剂质量标准:①每种特定的已鉴定杂质。②每种特定的未鉴定杂质。③任何不超过鉴定阈值的非特定杂质。④杂质总量(所有超过报告阈值的特定和非特定杂质或降解产物的总和)。

药品杂质鉴定与质控的决策树如图附-1所示。

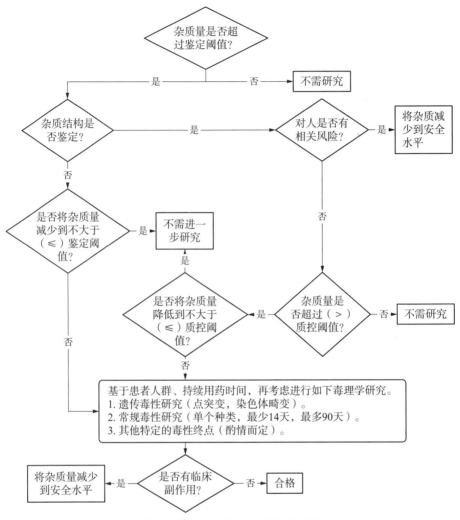

图附-1　药品杂质鉴定与质控的决策树

四、生物样品定量分析方法验证指导原则(《中国药典》2020年版四部通则 9012)

(一) 范围

准确测定生物基质(如全血、血清、血浆、尿)中的药物浓度,对于药物和制剂研发非常重要。这些数据可被用于支持药品的安全性和有效性,或根据毒动学、药动学和生物等效性试验的结果做出关键性决定。因此,必须完整地验证和记录应用的生物分析方法,以获得可靠的结果。

本指导原则提供生物分析方法验证的要求,也涉及非临床或临床试验样品实际分析的基本要求,以及何时可以使用部分验证或交叉验证,来替代完整验证。本指导原则二和三主要针对色谱分析方法,四针对配体结合分析方法。

生物样品定量分析方法验证和试验样品分析应符合本指导原则的技术要求。应该在相应的生物样品分析中遵守 GLP 原则或 GCP 原则。

(二) 生物分析方法验证

1. **分析方法的完整验证**　分析方法验证的主要目的是,证明特定方法对于测定在某种生物基质中分析物浓度的可靠性。此外,方法验证应采用与试验样品相同的抗凝剂。一般应对每个新分析方法和新分析物进行完整验证。当难于获得相同的基质时,可以采用适当基质替代,但要说明理由。

一个生物分析方法的主要特征:选择性、定量下限、响应函数和校正范围(标准曲线性能)、准确度、精密度、基质效应、分析物在生物基质以及溶液中储存和处理全过程中的稳定性。

有时可能需要测定多个分析物。这可能涉及两种不同的药物,也可能涉及一个母体药物及其代谢物,或一个药物的对映体或异构体。在这些情况下,验证和分析的原则适用于所有涉及的分析物。

对照标准物质:在方法验证中,含有分析物对照标准物质的溶液将被加入到空白生物基质中。此外,色谱方法通常使用适当的内标。

应该从可追溯的来源获得对照标准物质。应该科学论证对照标准物质的适用性。分析证书应该确认对照标准物质的纯度,并提供储存条件、失效日期和批号。对于内标,只要能证明其适用性即可,例如显示该物质本身或其相关的任何杂质不产生干扰。

当在生物分析方法中使用质谱检测时,推荐尽可能使用稳定同位素标记的内标。它们必须具有足够高的同位素纯度,并且不发生同位素交换反应,以避免结果的偏差。

(1) 选择性:该分析方法应该能够区分目标分析物和内标与基质的内源性组分或样品中其他组分。应该使用至少 6 个受试者的适宜的空白基质来证明选择性(动物空白基质可以不同批次混合),它们被分别分析并评价干扰。当干扰组分的响应低于分析物定量下限响应的 20%,并低于内标响应的 5% 时,通常即可以接受。

应该考察药物代谢物、经样品预处理生成的分解产物以及可能的同服药物引起干扰的程度。在适当情况下,也应该评价代谢物在分析过程中回复转化为母体分析物的可能性。

(2) 残留:应该在方法建立中考察残留并使之最小。残留可能不影响准确度和精密度。应通过在注射高浓度样品或校正标样后,注射空白样品来估计残留。高浓度样品之后在空白样品中的残留应不超过定量下限的 20%,并且不超过内标的 5%。如果残留不可避免,应考虑特殊措施,在方法验证时检验并在试验样品分析时应用这些措施,以确保不影响准确度和精密度。这可能包括在高浓度样品后注射空白样品,然后分析下一个试验样品。

(3) 定量下限:定量下限是能够被可靠定量的样品中分析物的最低浓度,具有可接受的准确度和精密度。定量下限是标准曲线的最低点,应适用于预期的浓度和试验目的。

(4) 标准曲线:应该在指定的浓度范围内评价仪器对分析物的响应,获得标准曲线。通过加入已知浓度的分析物(和内标)到空白基质中,制备各浓度的校正标样,其基质应该与目标试验样品基质相同。方法验证中研究的每种分析物和每一分析批,都应该有一条标准曲线。

在进行分析方法验证之前,最好应该了解预期的浓度范围。标准曲线范围应该尽量覆盖预期浓度范围,由定量下限和定量上限(校正标样的最高浓度)来决定。该范围应该足够描述分析物的药动学。

应该使用至少 6 个校正浓度水平,不包括空白样品(不含分析物和内标的处理过的基质样品)和零浓度样品(含内标的处理过的基质)。每个校正标样可以被多次处理和分析。

应该使用简单且足够描述仪器对分析物浓度响应的关系式。空白和零浓度样品结果不应参与计算标准曲线参数。

应该提交标准曲线参数,测定校正标样后回算得出的浓度应一并提交。在方法验证中,至少应该评价 3 条标准曲线。

校正标样回算的浓度一般应该在标示值的±15％以内,定量下限处应该在±20％内。至少 75％校正标样,含最少 6 个有效浓度,应满足上述标准。如果某个校正标样结果不符合这些标准,应该拒绝这一标样,不含这一标样的标准曲线应被重新评价,包括回归分析。

最好使用新鲜配制的样品建立标准曲线,但如果有稳定性数据支持,也可以使用预先配制并储存的校正标样。

(5)准确度:分析方法的准确度描述该方法测得值与分析物标示浓度的接近程度,表示为:(测得值/真实值)×100％。应采用加入已知量分析物的样品来评估准确度,即质控样品。质控样品的配制应该与校正标样分开进行,使用另行配制的储备液。

应该根据标准曲线分析质控样品,将获得的浓度与标示浓度对比。准确度应报告为标示值的百分比。应通过单一分析批(批内准确度)和不同分析批(批间准确度)获得质控样品值来评价准确度。

为评价一个分析批中不同时间的任何趋势,推荐以质控样品分析批来证明准确度,其样品数不少于一个分析批预期的样品数。

1) 批内准确度:为了验证批内准确度,应取一个分析批的定量下限及低、中、高浓度质控样品,每个浓度至少用 5 个样品。浓度水平覆盖标准曲线范围:定量下限,在不高于定量下限浓度 3 倍的低浓度质控样品,标准曲线范围中部附近的中浓度质控样品,以及标准曲线范围上限约 75％处的高浓度质控样品。准确度均值一般应在质控样品标示值的±15％之内,定量下限准确度应在标示值的±20％范围内。

2) 批间准确度:通过至少 3 个分析批,且至少两天进行,每批用定量下限以及低、中、高浓度质控样品,每个浓度至少 5 个测定值来评价。准确度均值一般应在质控样品标示值的±15％范围内,对于定量下限,应在标示值的±20％范围内。

报告的准确度和精密度的验证数据应该包括所有获得的测定结果,但是已经记录明显失误的情况除外。

(6)精密度:分析方法的精密度描述分析物重复测定的接近程度,定义为测量值的相对标准差(变异系数)。应使用与证明准确度相同分析批样品的结果,获得在同一批内和不同批间定量下限以及低、中、高浓度质控样品的精密度。

对于验证批内精密度,至少需要一个分析批的 4 个浓度,即定量下限以及低、中、高浓度,每个浓度至少 5 个样品。对于质控样品,批内变异系数一般不得超过 15%,定量下限的变异系数不得超过 20%。

对于验证批间精密度,至少需要 3 个分析批(至少 2 天)的定量下限以及低、中、高浓度,每个浓度至少 5 个样品。对于质控样品,批间变异系数一般不得超过 15%,定量下限的变异系数不得超过 20%。

(7) 稀释可靠性:样品稀释不应影响准确度和精密度。应该通过向基质中加入分析物至高于定量上限浓度,并用空白基质稀释该样品(每个稀释因子至少 5 个测定值),来证明稀释的可靠性。准确度和精密度应在 ±15% 之内,稀释的可靠性应该覆盖试验样品所用的稀释倍数。

可以通过部分方法验证来评价稀释可靠性。如果能够证明其他基质不影响精密度和准确度,也可以接受其使用。

(8) 基质效应:当采用质谱方法时,应该考察基质效应。使用至少 6 批来自不同供体的空白基质,不应使用合并的基质。如果基质难以获得,则使用少于 6 批基质,但应该说明理由。

对于每批基质,应该通过计算基质存在下的峰面积(由空白基质提取后加入分析物和内标测得),与不含基质的相应峰面积(分析物和内标的纯溶液)比值,计算每一分析物和内标的基质因子。进一步通过分析物的基质因子除以内标的基质因子,计算经内标归一化的基质因子。从 6 批基质计算的内标归一化的基质因子的变异系数不得大于 15%。该测定应分别在低浓度和高浓度下进行。

如果不能适用上述方式,例如采用在线样品预处理的情况,则应该通过分析至少 6 批基质,分别加入高浓度和低浓度(定量下限浓度 3 倍以内以及接近定量上限),来获得批间响应的变异。其验证报告应包括分析物和内标的峰面积,以及每一样品的计算浓度。这些浓度计算值的总体变异系数不得大于 15%。

除正常基质外,还应关注其他样品的基质效应,如溶血的或高血脂的血浆样品等。

（9）稳定性：必须在分析方法的每一步骤确保稳定性，用于检查稳定性的条件，例如样品基质、抗凝剂、容器材料、储存和分析条件，都应该与实际试验样品的条件相似。用文献报道的数据证明稳定性是不够的。

采用低和高浓度质控样品（空白基质加入分析物至定量下限浓度3倍以内以及接近定量上限），在预处理后以及在所评价的条件储存后立即分析。由新鲜制备的校正标样获得标准曲线，根据标准曲线分析质控样品，将测得浓度与标示浓度相比较，每一浓度的均值与标示浓度的偏差应在±15%范围内。

应通过适当稀释，考虑到检测器的线性和测定范围，检验储备液和工作溶液的稳定性。

稳定性检查应考察不同储存条件，时间尺度应不小于试验样品储存的时间。

通常应该进行下列稳定性考察：①分析物和内标的储备液和工作溶液的稳定性。②从冰箱储存条件到室温或样品处理温度，基质中分析物的冷冻和融化稳定性。③基质中分析物在冰箱储存的长期稳定性。

此外，如果适用，也应该进行下列考察：①处理过的样品在室温下或在试验过程储存条件下的稳定性。②处理过的样品在自动进样器温度下的稳定性。

在多个分析物试验中，特别是对于生物等效性试验，应该关注每个分析物在含所有分析物基质中的稳定性。

应特别关注受试者采血时，以及在储存前预处理的基质中分析物的稳定性，以确保由分析方法获得的浓度反映受试者采样时刻的分析物浓度。可能需要根据分析物的结构，按具体情况证明其稳定性。

2. 部分验证　在对已被验证的分析方法进行小幅改变情况下，根据改变的实质内容，可能需要部分方法验证。可能的改变包括生物分析方法转移到另一个实验室，改变仪器、校正浓度范围、样品体积，其他基质或物种，改变抗凝剂、样品处理步骤、储存条件等。应报告所有的改变，并对重新验证或部分验证的范围说明理由。

3. 交叉验证　应用不同方法从一项或多项试验获得数据，或者应用同一方法从不同试验地点获得数据时,需要互相比较这些数据时,需要进行分析方法的交叉验证。如果可能,应在试验样品被分析之前进行交叉验证,同一系列质控样品或试验样品应被两种分析方法测定。对于质控样品,不同方法获得的平均准确度应在±15%范围内,如果放宽,应该说明理由。对于试验样品,至少67%样品测得的两组数值差异应在两者均值的±20%范围内。

(三) 试验样品分析

在分析方法验证后,可以进行试验样品或受试者样品分析。需要在试验样品分析开始前证实生物分析方法的效能。

应根据已验证的分析方法处理试验样品以及质控样品和校正标样,以保证分析批被接受。

1. **分析批**　一个分析批包括空白样品和零浓度样品,包括至少6个浓度水平的校正标样,至少3个浓度水平质控样品(低、中、高浓度双重样品,或至少试验样品总数的5%,两者中取数目更多者),以及被分析的试验样品。所有样品(校正标样、质控和试验样品)应按照它们将被分析的顺序,在同一样品批中被处理和提取。一个分析批包括的样品在同一时间处理,即没有时间间隔,由同一分析者相继处理,使用相同的试剂,保持一致的条件。质控样品应该分散到整个批中,以此保证整个分析批的准确度和精密度。

对于生物等效性试验,建议一名受试者的全部样品在同一分析批中分析,以减少结果的变异。

2. **分析批的接受标准**　应在分析试验计划或标准操作规程中,规定接受或拒绝一个分析批的标准。在整个分析批包含多个部分批次的情况下,应该针对整个分析批,也应该针对分析批中每一部分批次样品定义接受标准。应该使用下列接受标准。

校正标样测定回算浓度一般应在标示值的±15%范围内,定量下限应在±20%范围内。不少于6个校正标样,至少75%标样应符合这些标准。如果校正标样中有一个不符合标准,则应该拒绝这个标样,重新计算不含该标样的标准曲线,并进行回归分析。

质控样品的准确度值应该在标示值的±15%范围内。至少67%质控样品,且每一浓度水平至少50%样品应符合这一标准。在不满足这些标准的情况下,应该拒绝该分析批,相应的试验样品应该重新提取和分析。

在同时测定几个分析物的情况下,对每个分析物都要有一条标准曲线。如果一个分析批对于一个分析物可以接受,而对于另一个分析物不能接受,则接受的分析物数据可以被使用,但应该重新提取和分析样品,测定被拒绝的分析物。

如果使用多重校正标样,其中仅一个定量下限或定量上限标样不合格,则校正范围不变。

所有接受的分析批,每个浓度质控样品的平均准确度和精密度应该列表,并在分析报告中给出。如果总平均准确度和精密度超过15%,则需要进行额外的考察,说明该偏差的理由。在生物等效性试验情况下,这可能导致数据被拒绝。

3. 校正范围　如果在试验样品分析开始前,已知或预期试验样品中的分析物浓度范围窄,则推荐缩窄标准曲线范围,调整质控样品浓度,或者适当加入质控样品新的浓度,以充分反映试验样品的浓度。

如果看起来很多试验样品的分析物浓度高于定量上限,在可能的情况下,应该延伸标准曲线的范围,加入额外浓度的质控样品或改变其浓度。

至少2个质控样品浓度应该落在试验样品的浓度范围内。如果标准曲线范围被改变,则生物分析方法应被重新验证(部分验证),以确认响应函数并保证准确度和精密度。

4. 试验样品的重新分析和报告值选择　应该在试验计划或标准操作规程中预先确定重新分析试验样品的理由以及选择报告值的标准。在试验报告中应该提供重新分析的样品数目以及占样品总数的比例。

重新分析试验样品可能基于下列理由。

(1) 由于校正标样或质控样品的准确度或精密度不符合接受标准,导致一个分析批被拒绝。

(2) 内标的响应与校正标样和质控样品的内标响应差异显著。

(3) 进样不当或仪器功能异常。

(4) 测得的浓度高于定量上限,或低于该分析批的定量下限,且该批的最低浓度标样从标准曲线中被拒绝,导致比其他分析批的定量下限高。

(5) 在给药前样品或安慰剂样品中测得可定量的分析物。

(6) 色谱不佳。

对于生物等效性试验,通常不能接受由于药动学理由重新分析试验样品。

在由于给药前样品阳性结果或者由于药动学原因进行重新分析的情况下,应该提供重新分析样品的身份、初始值、重新分析的理由、重新分析获得值、最终接受值以及接受理由。

在仪器故障的情况下,如果已经在方法验证时证明了重新进样的重现性和进样器内稳定性,则可以将已经处理的样品重新进样。但对于拒绝的分析批,则需要重新处理样品。

5. 色谱积分   应在标准操作规程中描述色谱的积分以及重新积分。任何对该标准操作规程的偏离都应在分析报告中讨论。实验室应该记录色谱积分参数,在重新积分的情况下,记录原始和最终的积分数据,并在要求时提交。

6. 用于评价方法重现性的试验样品再分析   在方法验证中使用校正标样和质控样品可能无法模拟实际试验样品。例如,蛋白结合、已知和未知代谢物的回复转化、样品均一性或同服药物引起的差异,可能影响这些样品在处理和储存过程中分析物的准确度和精密度。因此,推荐通过在不同天后,在另外一个分析批中重新分析试验样品,来评价实际样品测定的准确度。检验的范围由分析物和试验样品决定,并应该基于对分析方法和分析物的深入理解。建议获得 c_{max} 附近和消除相样品的结果,一般应该重新分析 10%样品,如果样品总数超过 1 000,则超出部分重新分析 5%样品。

对于至少 67%的重复测试,原始分析测得的浓度和重新分析测得的浓度之间的差异应在两者均值的±20%范围内。

试验样品再分析显示偏差结果的情况下,应该进行考察,采取足够的步骤优化分析方法。

至少在下列情形下,应该进行试验样品的再分析。

(1) 毒动学试验,每个物种一次。

(2) 所有关键性的生物等效性试验。

(3) 首次用于人体的药物试验。

（4）首次用于患者的药物试验。

（5）首次用于肝或肾功能不全患者的药物试验。

对于动物试验，可能仅需要在早期关键性试验中进行实际样品的再分析，例如涉及给药剂量和测得浓度关系的试验。

（四）配体结合分析

配体结合分析主要用于大分子药物。前述的验证原则以及对试验样品分析的考虑一般也适用。但是由于大分子固有的特点和结构复杂性，使其难以被提取，所以常常在无预先分离的情况下测定分析物。此外，方法的检测终点并不直接来自分析物的响应，而来自与其他结合试剂产生的间接信号。配体结合分析中，每个校正标样、质控样品以及待测样品一般都采用复孔分析。如无特殊说明，本节以双孔分析为原则。

1. 方法验证前的考量

（1）标准品选择：生物大分子具有不均一性，其中成分的效价与免疫反应可能存在差异。因此，应对标准品进行充分表征。应尽量使用纯度最高的标准品。用于配制校正标样和质控样品的标准品应尽量与临床和非临床试验使用的受试品批号相同。标准品批号变更时，应尽量对其进行表征和生物分析评价，以确保方法性能不变。

（2）基质选择：一般不推荐使用经碳吸附、免疫吸附等方法提取过的基质，或透析血清、蛋白缓冲液等替代实际样品基质建立分析方法。但在某些情况下，复杂生物基质中可能存在高浓度与分析物结构相关的内源性物质，其高度干扰导致根本无法测定分析物。在无其他可选定量策略的前提下，可允许使用替代基质建立分析方法。但应对使用替代基质建立方法的必要性加以证明。

可采用替代基质建立标准曲线，但质控样品必须用实际样品基质配制，应通过计算准确度来证明基质效应的消除。

（3）最低需求稀释度的确定：分析方法建立与验证过程中，可能需要对基质进行必要的稀释，以降低其产生的高背景信号。在此情况下，应考察最低需求稀释度。它是指分析方法中为提高信噪比、减少基质干扰、优化准确度与精密度而必须使用缓冲液对生物样品进行稀释的最小倍数。应使用与试验样品相同的基质来配制加药样品来确定最低需求稀释度。

（4）试剂：方法的关键试剂，如结合蛋白、适配子、抗体或偶联抗体、酶等，对分析结果会产生直接影响，因此须确保质量。如果在方法验证或样品分析过程中，关键试剂批次发生改变，须确认方法性能不因此改变，从而确保不同批次结果的一致性。

无论是关键试剂，还是缓冲液、稀释液、酸化剂等非关键试剂，都应对维持其稳定性的保障条件进行记录，以确保方法性能长期不变。

2. 方法验证

（1）完整验证：

1）标准曲线与定量范围：标准曲线反映了分析物浓度与仪器响应值之间的关系。在配体结合分析方法中，标准曲线的响应函数是间接测得的，一般呈非线性，常为 S 形曲线。

应使用至少 6 个有效校正标样浓度建立标准曲线。校正标样应在预期定量范围对数坐标上近似等距离分布。除校正标样外，可使用锚定点辅助曲线拟合。

验证过程中，须至少对 6 个独立的分析批进行测定，结果以列表形式报告，以确定标准曲线回归模型整体的稳健性。拟合时，一条标曲允许排除由于明确或不明原因产生失误的浓度点。排除后应至少有 75% 的校正标样回算浓度在标示值的 ±20%（定量下限与定量上限在 ±25%）范围内。定量下限与定量上限之间的浓度范围为标准曲线的定量范围。锚定点校正样品是处于定量范围之外的标样点，用于辅助拟合配体结合分析的非线性回归标准曲线。因此，在定量范围之外，可不遵循上述接受标准。

2）特异性：特异性是指在样品中存在相关干扰物质的情况下，分析方法能够准确、专一地测定分析物的能力。结构相关物质或预期合用药物应不影响方法对分析物的测定。如在方法建立与验证阶段无法获取结构相关物质，特异性评价可在最初方法验证完成后补充进行。应采用未曾暴露于分析物的基质配制高浓度与低浓度质控样品，加入递增浓度的相关干扰物质或预期合用药物进行特异性考察。未加入分析物的基质也应同时被测量。要求至少 80% 以上的质控样品准确度在 ±20% 范围内（如果在定量下限水平，则在 ±25% 范围内），且未加入分析物的基质的测量值应低于定量下限。

3) 选择性:方法的选择性是指基质中存在非相关物质的情况下,准确测定分析物的能力。由于生物大分子样品一般不经提取,基质中存在的非相关物质可能会干扰分析物的测定。应通过向至少 10 个不同来源的基质加入定量下限和定量上限水平的分析物来考察选择性,也应同时测量未加入分析物的基质。选择性考察要求至少 80% 以上的样品准确度在 ±20% 范围内(如果在定量下限水平,则在 ±25% 范围内),且未加入分析物的基质的测量值应低于定量下限。如果干扰具有浓度依赖性,则须测定发生干扰的最低浓度。在此情况下,可能需要在方法验证之前调整定量下限。根据项目需要,可能需要针对病人群体基质或特殊基质(如溶血基质或高血脂基质)考察选择性。

4) 精密度与准确度:应选择至少 5 个浓度的质控样品进行准确度、精密度以及方法总误差考察,包括定量下限浓度、低浓度质控(定量下限浓度的 3 倍以内)、中浓度质控(标准曲线中段)、高浓度质控(定量上限浓度 75% 以上)以及定量上限浓度质控。低、中、高浓度质控标示值不得与校正标样浓度标示值相同。质控样品应经过冷冻,并与试验样品采用相同的方法进行处理。不建议采用新鲜配制的质控样品进行精密度与准确度考察。批间考察应在数日内进行至少 6 个独立的分析批测定。每批内应包含至少 3 套质控样品(每套含至少 5 个浓度的质控样品)。对于批内和批间准确度,各浓度质控样品的平均浓度应在标示值的 ±20%(定量下限和定量上限为 ±25%)范围内。批内和批间精密度均不应超过 20%(定量下限和定量上限为25%)。此外,方法总误差(即% 相对偏差绝对值与% 变异系数之和)不应超过 30%(定量下限和定量上限为 40%)。

5) 稀释线性:在标准曲线定量范围不能覆盖预期样品浓度的情况下,应使用质控样品进行方法的稀释线性考察,即评价样品浓度超过分析方法的定量上限时,用空白基质将样品浓度稀释至定量范围内后,方法能否准确测定。进行稀释实验的另一目的是考察方法是否存在"前带"或"钩状"效应,即高浓度分析物引起的信号抑制。

稀释线性考察中,稀释至定量范围内的每个质量控制(QC)样品经稀释度校正后的回算浓度应在标示值的 ±20% 范围内,且所有 QC 样品回算终浓度的精密度不超过 20%。

6) 平行性:为发现可能存在的基质效应,或代谢物的亲和性差异,在可获得真实试验样品的情况下,应考虑对标准曲线和系列稀释的试验样品之间进行平行性考察。应选取高浓度试验样品(最好采用超出定量上限的样品),用空白基质将其稀释到至少 3 个不同浓度后进行测定,系列稀释样品间的精密度不应超过 30%。如果存在样品稀释非线性的情况(即非平行性),则应按事先的规定予以报告。如果在方法验证期间无法获取真实试验样品,则应在获得真实试验样品后尽快进行平行性考察。

7) 样品稳定性:应使用低、高浓度质控样品考察分析物的稳定性。稳定性考察应包括室温或样品处理温度下的短期稳定性,以及冻-融稳定性。此外,如果试验样品需要长期冻存,则应在可能冻存样品的每个温度下进行长期稳定性考察。每一浓度质控样品应有 67% 以上的样品浓度在标示值的 ±20% 范围内。

8) 商品化试剂盒:商品化试剂盒可以用来进行试验样品分析,但使用前必须按本指导原则的要求对其进行验证。

(2) 部分验证和交叉验证:在前述生物分析方法验证中的部分验证和交叉验证中叙述的关于验证的各项内容都适用于配体结合分析。

3. 试验样品分析

(1) 分析批:配体结合分析中最常使用微孔板,一个微孔板通常为一个分析批。每个微孔板应包含一套独立的标准曲线和质控样品,以校准板间差异。在使用某些平台时,单个样品载体的通量可能有限,此时允许一个分析批包含多个载体。可在该分析批的首个与末个载体各设置一套标准曲线,同时在每一载体上设置质控样品。所有样品均应复孔测定。

(2) 试验样品分析的接受标准:对于每个分析批,除锚定点外,标准曲线须有 75% 以上的校正标样(至少 6 个)回算浓度在标示值的 ±20%(定量下限和定量上限为 ±25%)范围内。

每块板应含有至少 2 套 3 水平(低、中、高浓度)的复设质控样品。在试验样品测试过程的验证中,质控样品的复设数量应与试验样品分析一致。每块板至少 67% 的质控样品应符合准确度在 ±20% 范围以内,精密度不超过 20% 的标准,且每一浓度水平的质控样品中至少 50% 符合上述标准。

(3) 实际样品再分析:在前述生物分析方法验证中关于实际样品再分析

的所有论述均适用于配体结合分析。再分析样品的接受标准为初测浓度与复测浓度都在两者均值的±30%范围内,再分析样品中至少67%以上应符合该接受标准。

(五) 试验报告

1. 方法验证报告   如果方法验证报告提供了足够详细的信息,则可以引用主要分析步骤的标准操作规程标题,否则应该在报告后面附上这些标准操作规程的内容。

全部源数据应该以其原始格式保存,并根据要求提供。

应该记录任何对验证计划的偏离。

方法验证报告应该包括至少下列信息:①验证结果概要。②所用分析方法的细节,如果参考了已有方法,给出分析方法的来源。③摘要叙述分析步骤(分析物,内标,样品预处理、提取和分析)。④对照标准品(来源、批号、分析证书、稳定性和储存条件)。⑤校正标样和质控样品(基质、抗凝剂、预处理、制备日期和储存条件)。⑥分析批的接受标准。⑦分析批所有分析批列表,包括校正范围、响应函数、回算浓度、准确度;所有接受分析批的质控样品结果列表;储备液、工作溶液、质控在所用储存条件下的稳定性数据;选择性、定量下限、残留、基质效应和稀释考察数据。⑧方法验证中得到的意外结果,充分说明采取措施的理由。⑨对方法或对标准操作规程的偏离。

所有测定及每个计算浓度都必须出现在验证报告中。

2. 样品分析报告   样品分析报告应该引用该试验样品分析的方法验证报告,还应包括对试验样品的详细描述。

全部源数据应该以其原始格式保存,并根据要求提供。

应该在分析报告中讨论任何对试验计划、分析步骤或标准操作规程的偏离。

分析报告应至少包括下列信息:①对照标准品。②校正标样和质控样品的储存条件。③简要叙述分析批的接受标准,引用特定的试验计划或标准操作规程。④ 样品踪迹(接收日期和内容、接收时样品状态、储存地点和条件)。⑤试验样品分析:所有分析批和试验样品列表,包括分析日期和结果;所有接受的分析批的标准曲线结果列表;所有分析批的质控结果列表,落在接受标准之外的数值应该清楚标出。⑥失败的分析批数目和日期。⑦对方法或标准操作规程的偏离。⑧重新分析结果。

　　试验样品再分析的结果可以在方法验证报告、样品分析报告或者在单独的报告中提供。

　　对于生物等效性试验等,应在样品分析报告之后按规定附上受试者分析批的全部色谱图,包括相应的质控样品和校正标样的色谱图。

R参考文献
eferences

［1］ 国家药典委员会.中华人民共和国药典（2020版）［M］.北京：中国医药科技出版社，2020.

［2］ 中国食品药品检定研究院.中国药品检验标准操作规范（2019年版）［M］.北京：中国医药科技出版社，2019.

［3］ 中国食品药品检定研究院.药品检验仪器操作规程及使用指南（2019年版）［M］.北京：中国医药科技出版社，2019.

［4］ 柴逸峰.分析化学［M］.8版.北京：人民卫生出版社，2016.

［5］ 杭太俊.药物分析［M］.8版.北京：人民卫生出版社，2016.

［6］ 范国荣.药物分析实验指导［M］.2版.北京：人民卫生出版社，2016.

［7］ 李文清，邹豪，钟延强.用HPLC法同时测定比格犬血浆中地西泮、去甲西泮和氟马西尼的浓度［J］.药学服务与研究2015，15（2）：126－128.

图书在版编目(CIP)数据

药物分析实验指导/梁建英主编. —上海：复旦大学出版社，2024.1
药学精品实验教材系列 / 戚建平,张雪梅总主编
ISBN 978-7-309-16247-9

Ⅰ.①药…　Ⅱ.①梁…　Ⅲ.①药物分析-实验-医学院校-教学参考资料　Ⅳ.①R917-33

中国版本图书馆 CIP 数据核字(2022)第 104950 号

药物分析实验指导
梁建英　主编
责任编辑/张　怡

复旦大学出版社有限公司出版发行
上海市国权路 579 号　邮编：200433
网址：fupnet@ fudanpress. com　http://www.fudanpress.com
门市零售：86-21-65102580　团体订购：86-21-65104505
出版部电话：86-21-65642845
上海新艺印刷有限公司

开本 787 毫米×960 毫米　1/16　印张 15.5　字数 238 千字
2024 年 1 月第 1 版第 1 次印刷

ISBN 978-7-309-16247-9/R · 1949
定价：78.00 元